# 100

### infos à connaître

# LE CORPS HUMAIN

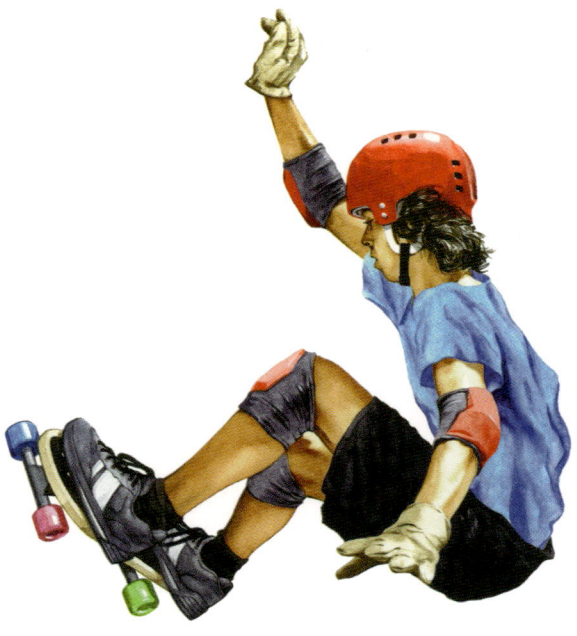

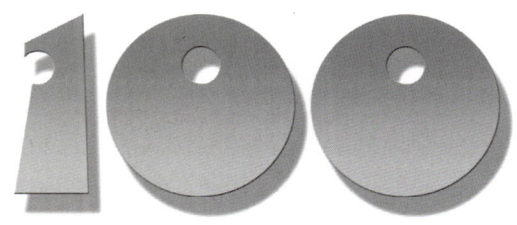

infos à connaître

# LE CORPS HUMAIN

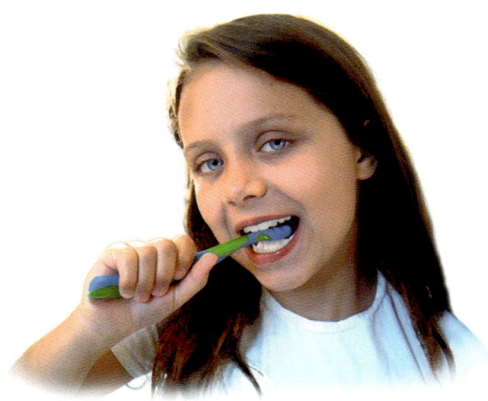

Steve Parker

Consultant : Dr. Kristina Routh MB ChB

Piccolia

© 2004 Miles Kelly Publishing
Tous droits réservés
© 2006 Éditions Piccolia
4, avenue de la Baltique
91946 Villebon – France
Dépôt légal : 3ᵉ trimestre 2006
Loi n°49-956 du 16 juillet 1949
sur les publications destinées à la jeunesse.
Imprimé en Chine

Remerciements :
aux artistes qui ont contribués
à l'élaboration de ce titre

Syd Brak - Mike Foster/Maltings - Partnership - Janos Marffy - Martin Sanders - Mike Saunders - Rudi Vizi

Dessins de Mark Davis/Mackerel

# Sommaire

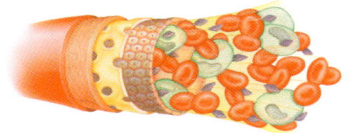

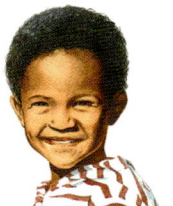

Intérieur et extérieur 6

Le corps du bébé 8

Le corps en pleine croissance 10

L'enveloppe corporelle 12

Le système pileux et les ongles 14

Le squelette 16

Le corps articulé 18

Les muscles et leur contraction 20

La puissance des muscles 22

Un corps qui respire 24

Tour d'horizon de la respiration 26

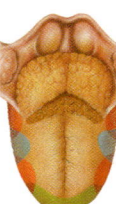

Le corps qui a faim 28

Mordre, mâcher et avaler 30

Le long parcours des aliments 32

Le sang 34

Le corps qui bat 36

La vue et l'ouïe 38

L'odorat et le goût 40

Le corps nerveux 42

Le corps qui pense 44

Le corps en bonne santé 46

Index 48

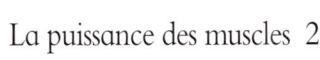

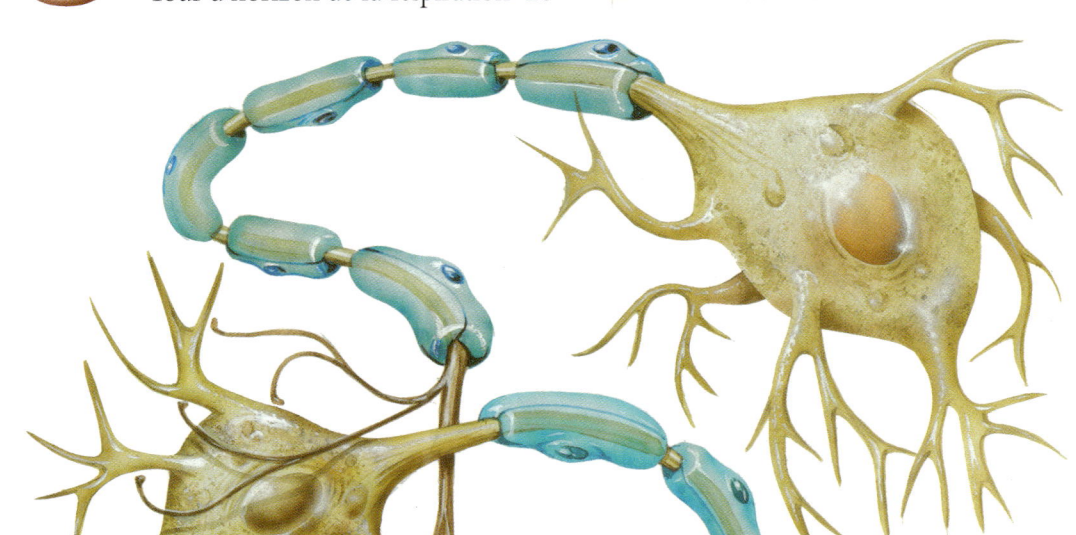

# Intérieur et extérieur

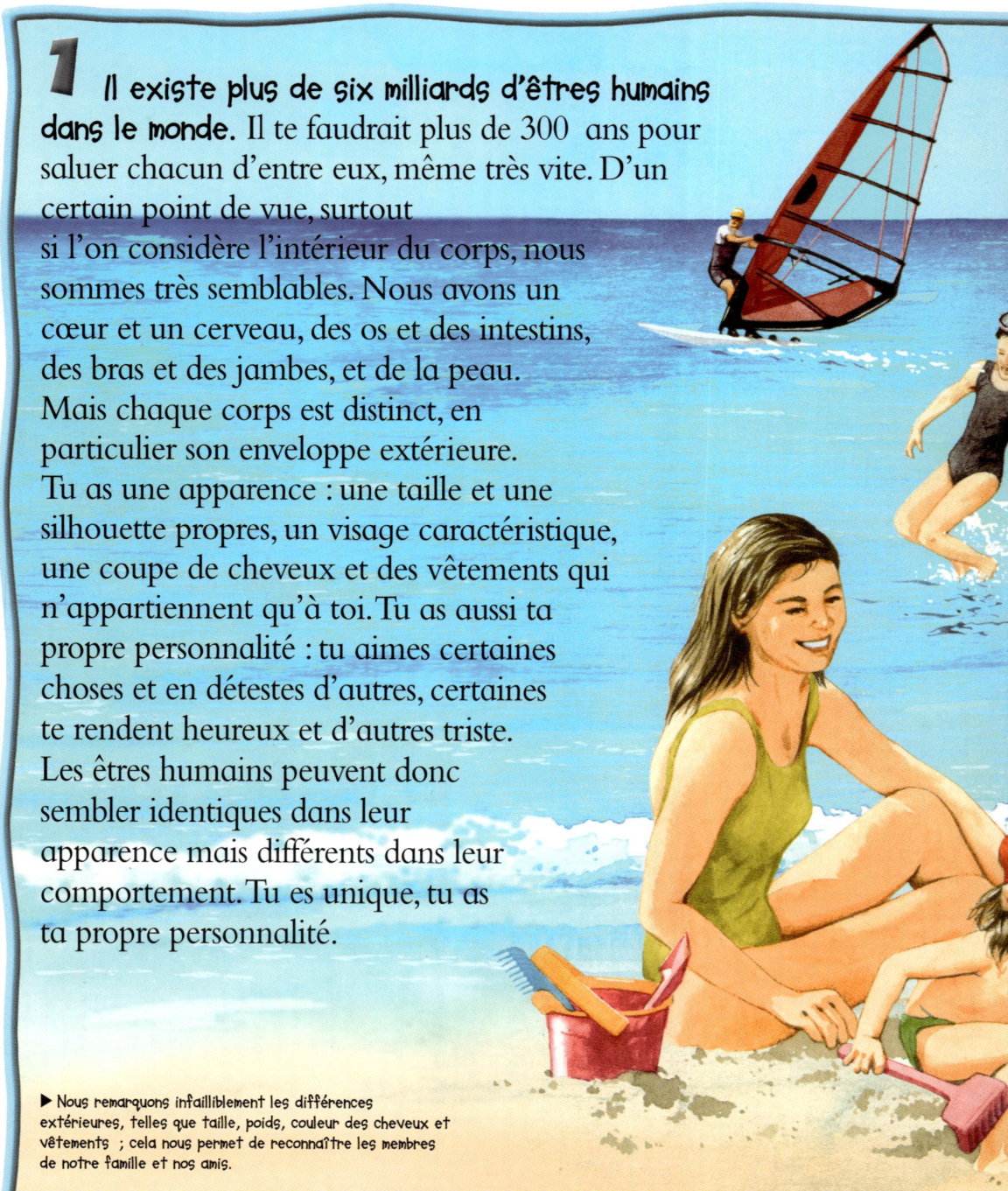

**1** **Il existe plus de six milliards d'êtres humains dans le monde.** Il te faudrait plus de 300 ans pour saluer chacun d'entre eux, même très vite. D'un certain point de vue, surtout si l'on considère l'intérieur du corps, nous sommes très semblables. Nous avons un cœur et un cerveau, des os et des intestins, des bras et des jambes, et de la peau. Mais chaque corps est distinct, en particulier son enveloppe extérieure. Tu as une apparence : une taille et une silhouette propres, un visage caractéristique, une coupe de cheveux et des vêtements qui n'appartiennent qu'à toi. Tu as aussi ta propre personnalité : tu aimes certaines choses et en détestes d'autres, certaines te rendent heureux et d'autres triste. Les êtres humains peuvent donc sembler identiques dans leur apparence mais différents dans leur comportement. Tu es unique, tu as ta propre personnalité.

▶ Nous remarquons infailliblement les différences extérieures, telles que taille, poids, couleur des cheveux et vêtements ; cela nous permet de reconnaître les membres de notre famille et nos amis.

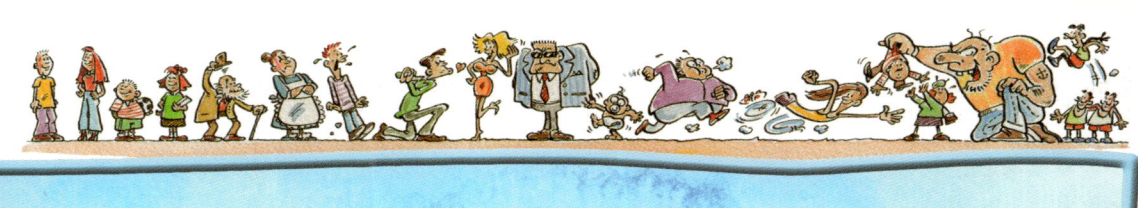

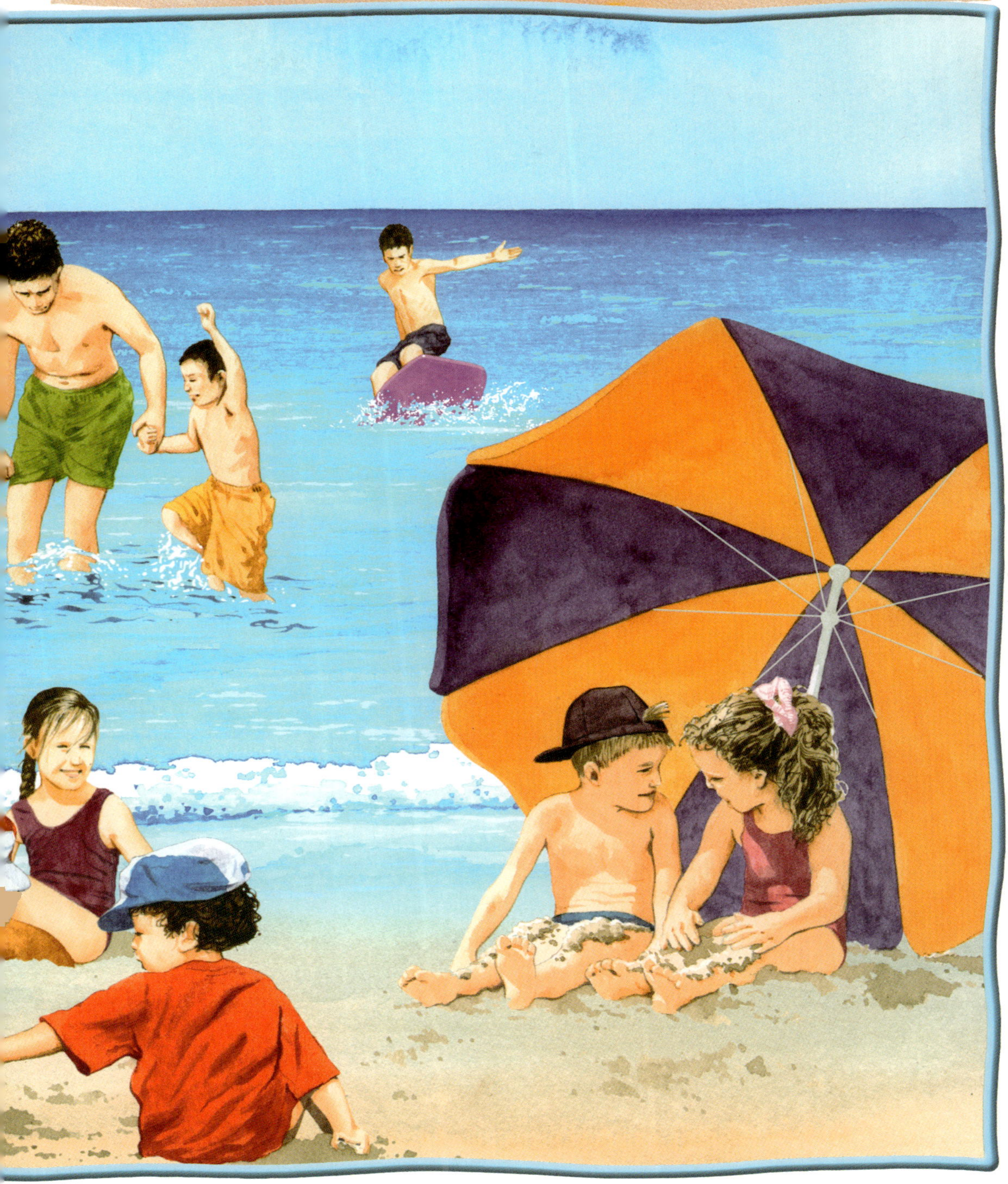

# Le corps du bébé

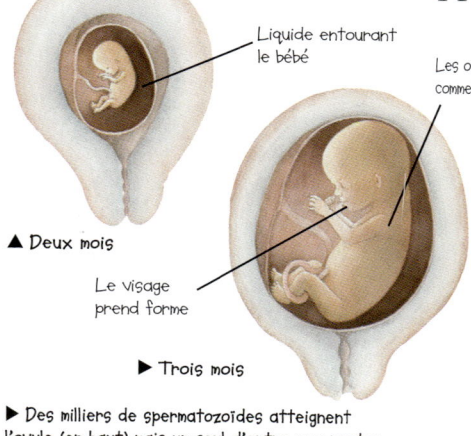

**2** **Le corps d'un adulte est constitué de milliards d'éléments microscopiques, appelés cellules.** Au départ, le corps n'est qu'une simple cellule, plus petite que le point à la fin de cette phrase. Pourtant cette cellule contient toutes les instructions (les gènes) nécessaires à la croissance et au développement du corps humain.

▶ Des milliers de spermatozoïdes atteignent l'ovule (en haut) mais un seul d'entre eux peut y pénétrer et le féconder, au moment de la fertilisation. Ainsi commence la croissance du bébé, illustrée ici à deux, trois, cinq et sept mois.

**3** **L'être humain est issu d'un ovule qui se trouve dans la mère, rejoint par un spermatozoïde du père.** L'ovule se divise en deux cellules, puis quatre, huit, etc. L'amas de cellules s'ancre dans l'utérus de la mère, où il est protégé et nourri. Bientôt des milliers puis des millions de cellules forment un minuscule embryon. Deux mois après la fécondation, l'embryon devient un minuscule bébé, aussi gros que le pouce, pourvu de bras, jambes, yeux, oreilles et bouche.

**4** **Après neuf mois passés dans l'utérus, le bébé est prêt à naître.** Les muscles puissants des parois de l'utérus se contractent. Ils expulsent le bébé vers l'ouverture (col de l'utérus) et le long du canal génital. Bienvenue dans le monde extérieur, bébé !

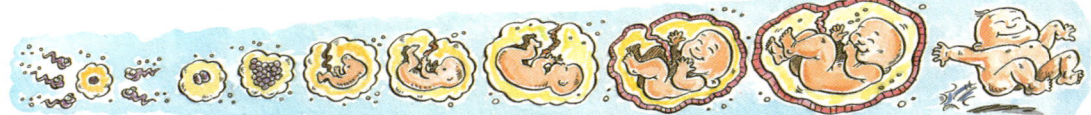

**5** Un nouveau-né peut être effrayé et commence généralement par crier. L'utérus était chaud, humide, sombre, calme et aussi étroit que rassurant. L'extérieur n'est que lumières, bruits et voix, l'air est frais et il y a beaucoup d'espace pour s'étirer. Le premier cri aide aussi le bébé à respirer et à utiliser ses propres poumons.

**INCROYABLE !**
La croissance du corps humain n'est jamais aussi rapide qu'au cours des premières semaines dans l'utérus. Si la croissance se poursuivait à cette vitesse, tous les jours pendant 50 ans, le corps serait aussi grand que la montagne la plus haute du monde !

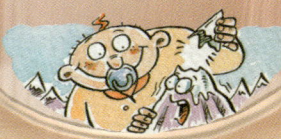

▼ Neuf mois

La paroi de l'utérus s'étire

Placenta

◄ Dans l'utérus, le bébé ne peut ni respirer ni s'alimenter de lui-même. Les nutriments et l'oxygène passent de la mère au bébé par le biais des vaisseaux sanguins du cordon ombilical.

Cordon ombilical

**6** L'accouchement peut prendre une à deux heures... ou un à deux jours. C'est une étape très éprouvante à la fois pour le bébé et la maman. Après la naissance, le bébé affamé boit le lait de sa mère. Tous deux s'apprêtent ensuite à prendre un peu de repos.

Le bébé naît tête en bas

Col de l'utérus

# Le corps en pleine croissance

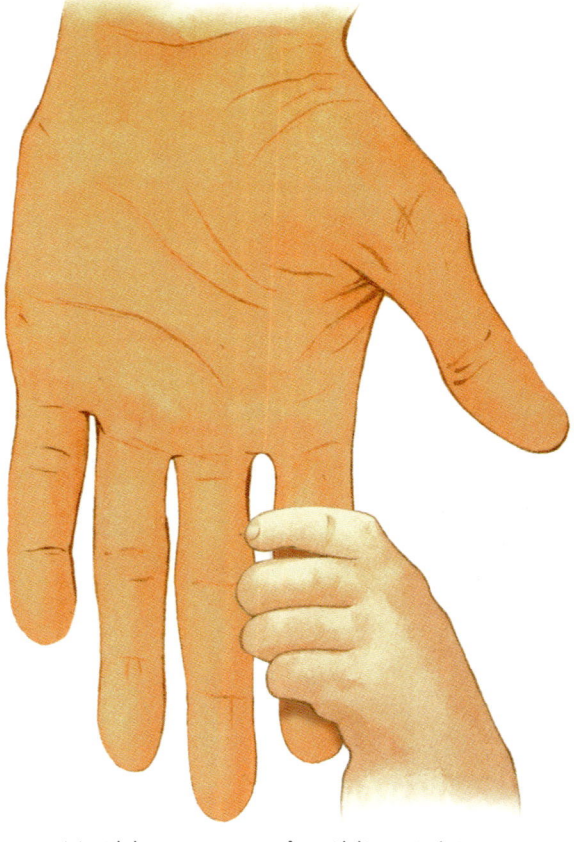

**7** **Un nouveau-né semble se borner à manger, dormir et pleurer.** Il boit du lait quand il a faim et dort quand il est fatigué. Il pleure quand il a trop chaud, trop froid ou quand sa couche doit être changée.

**8** **Un bébé n'est pas totalement sans défense.** Il est capable d'actions simples, appelées réflexes, pour sa survie. Si quelque chose entre en contact avec sa joue, il tourne la tête dans cette direction et essaie de téter. Si le bébé entend un bruit, il ouvre grand les yeux, agite les bras et crie à l'aide. Si l'on touche sa main et ses doigts, il les agrippe.

▲ Le bébé agrippe (avec une fermeté étonnante !) tout ce qui entre en contact avec sa main ou ses doigts ; il s'agit du réflexe de préhension.

### ÉTAPE PAR ÉTAPE

Les étapes d'apprentissage sont généralement identiques pour tous les bébés. Elles sont dans le désordre ici, peux-tu les remettre dans l'ordre ?

marcher, ramper, se retourner, s'asseoir, sourire, se tenir debout

**9** **Un nouveau-né regarde, écoute, touche et apprend très vite.** Il reconnaît progressivement les voix, les visages et les lieux. Il commence à sourire à environ six semaines. Le bébé sait très vite que, s'il sourit, son entourage lui sourira en retour et, s'il pleure, quelqu'un viendra s'occuper de lui.

Réponse : sourire, se retourner, s'asseoir, ramper, se tenir debout, marcher

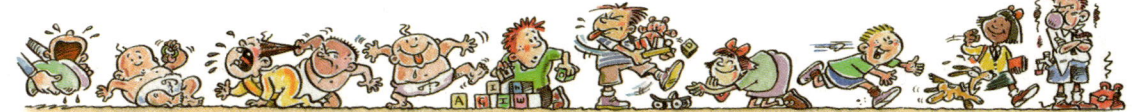

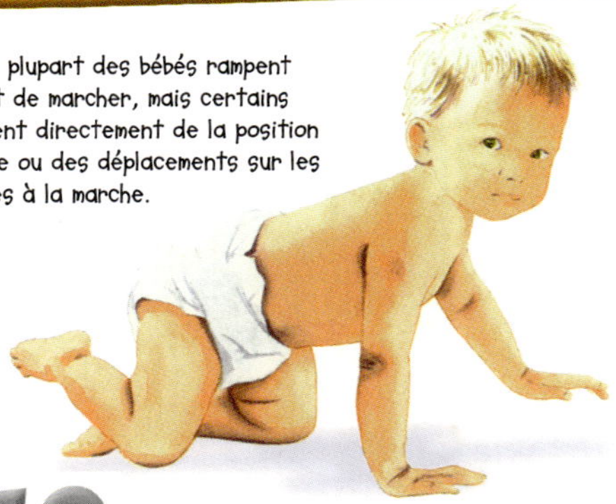

▼ La plupart des bébés rampent avant de marcher, mais certains passent directement de la position assise ou des déplacements sur les fesses à la marche.

**10** **À environ trois mois, les bébés peuvent saisir des objets et se mettre sur le côté lorsqu'ils sont allongés.** À six mois, ils peuvent s'asseoir et tenir des aliments dans leurs mains. À neuf mois, nombreux sont ceux qui marchent à quatre pattes ou même se tiennent debout. À leur premier anniversaire, ils apprennent à marcher et commencent à parler.

**11** **En grandissant, à l'âge de dix-huit mois environ, le jeune enfant apprend dix nouveaux mots par jour : chat, chien, soleil, lune, etc.** Il découvre de nouveaux jeux, comme ceux de construction par exemple (entre autres, le lancer et le coup de pied), ainsi que de nouvelles compétences : l'utilisation d'une cuillère au moment des repas et le gribouillage sur une feuille de papier.

**12** **À l'âge de 5 ans, à l'école, les enfants continuent à beaucoup apprendre.** Cela inclut la réflexion ou les aptitudes mentales, notamment savoir lire et compter, et des mouvements précis tels que l'écriture et le dessin. Ils apprennent aussi beaucoup en dehors de la salle de classe, en particulier à jouer avec leurs amis et à partager.

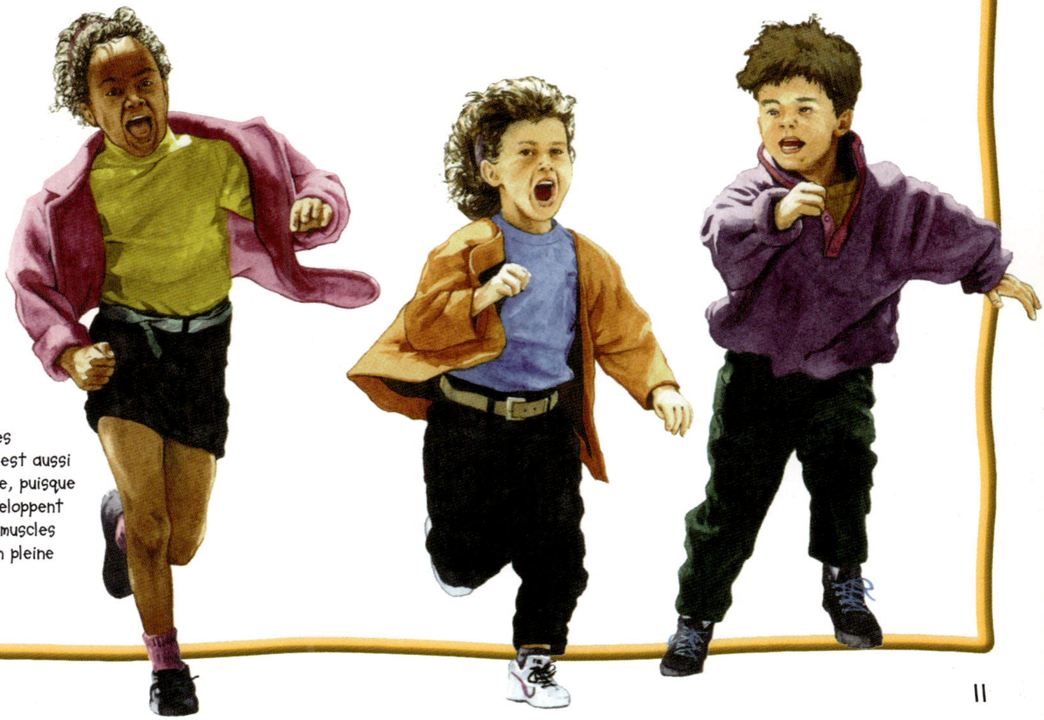

▶ Jouer est très amusant, mais c'est aussi un apprentissage, puisque les enfants développent la maîtrise des muscles de leur corps en pleine croissance.

# L'enveloppe corporelle

**13** **La surface de la peau est constituée de minuscules cellules qui se sont remplies d'une substance dure et résistante, la kératine, puis qui sont mortes.** Ce que tu vois du corps humain est donc essentiellement « mort ». Ces cellules se détachent de ton corps à chacun de tes mouvements, sous la douche et lorsque tu te sèches.

▲ La peau peut sembler lisse au toucher mais sa surface est constituée de millions d'« écailles » minuscules, impossibles à voir à l'œil nu.

▼ C'est un fragment de peau agrandi 50 fois.

**14** **La peau se régénère aussi en permanence.** Sous la peau, des cellules vivantes fabriquent de nouvelles cellules qui se remplissent progressivement de kératine, meurent et affluent à la surface. La fabrication d'une nouvelle cellule, son apparition à la surface puis sa disparition prennent environ quatre semaines. La couche supérieure de la peau est appelée épiderme.

**15** **La couche inférieure, le derme, est plus épaisse que l'épiderme.** Elle est constituée de microscopiques fibres élastiques d'une substance appelée collagène. Le derme contient aussi de petits vaisseaux sanguins, de minuscules glandes sudoripares et des micro-récepteurs du toucher.

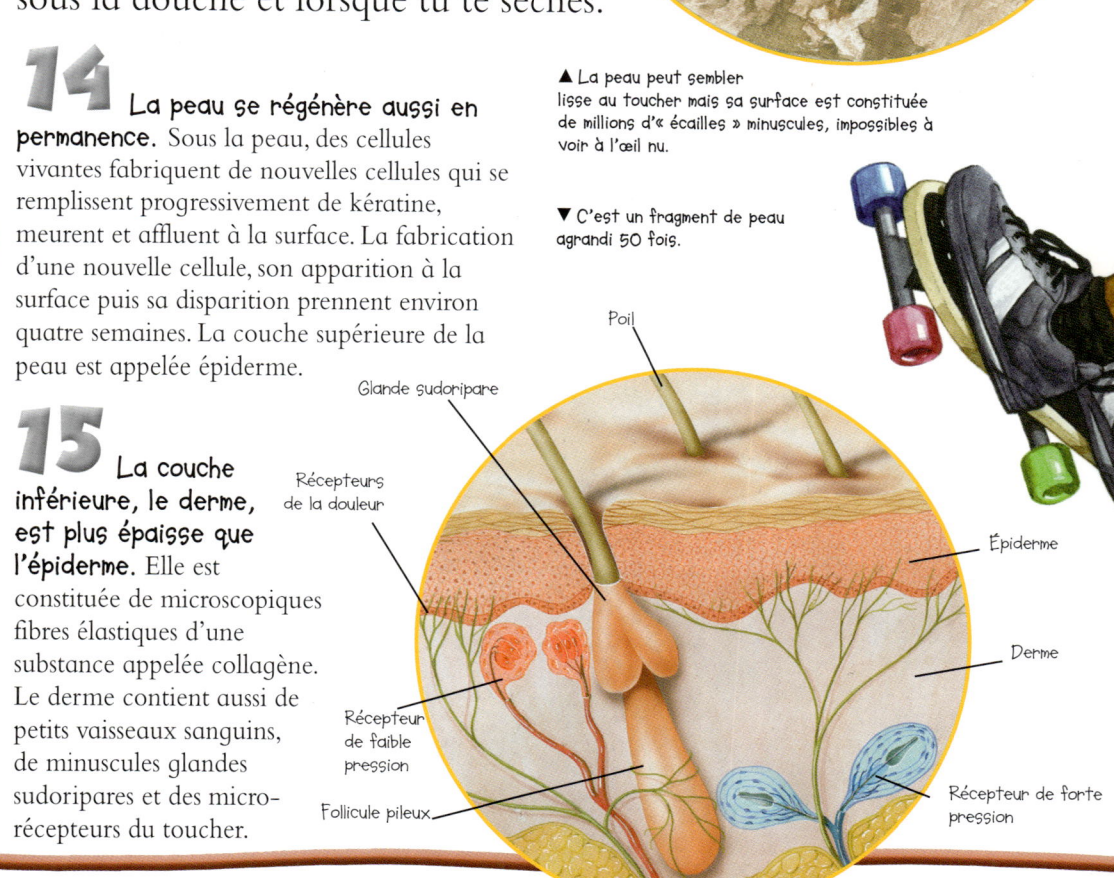

Glande sudoripare
Récepteurs de la douleur
Poil
Épiderme
Derme
Récepteur de faible pression
Follicule pileux
Récepteur de forte pression

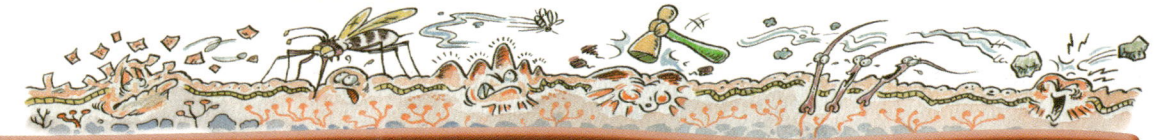

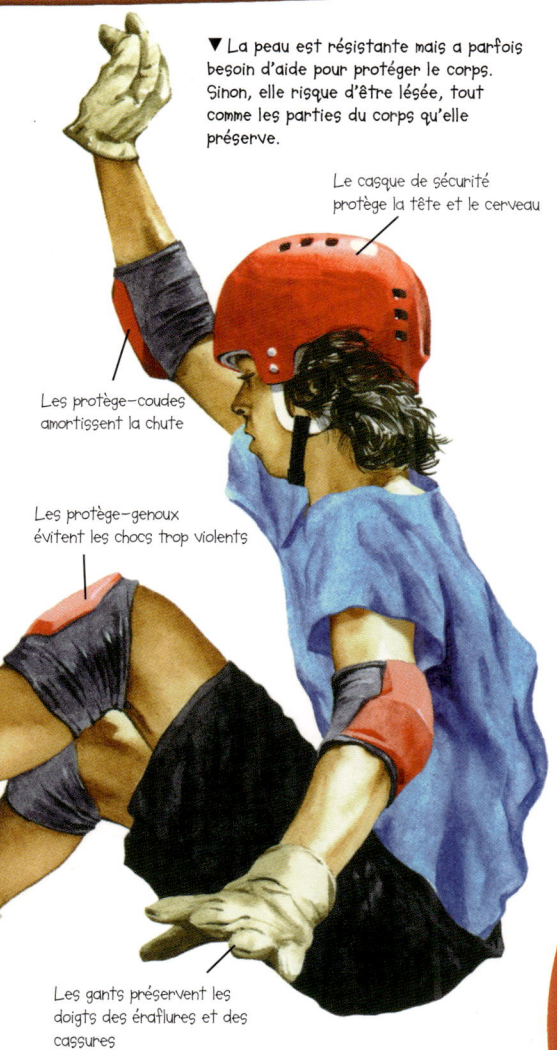

▼ La peau est résistante mais a parfois besoin d'aide pour protéger le corps. Sinon, elle risque d'être lésée, tout comme les parties du corps qu'elle préserve.

Le casque de sécurité protège la tête et le cerveau

Les protège-coudes amortissent la chute

Les protège-genoux évitent les chocs trop violents

Les gants préservent les doigts des éraflures et des cassures

**17** **La peau aide à maintenir la température du corps.** Si tu as chaud, des gouttelettes de transpiration apparaissent, s'évaporent et dissipent ainsi la chaleur de ton corps. De même, les vaisseaux sanguins du derme se dilatent afin que la peau puisse réguler la chaleur. Cela explique que tu sois en sueur et que ton visage soit rouge.

**18** **La peau nous procure la sensation du toucher.** Les millions de récepteurs microscopiques de la couche inférieure de la peau, le derme, sont reliés au cerveau par des nerfs. Différents récepteurs détectent différents types de toucher : un léger coup ou une forte pression, le froid ou le chaud, les mouvements, etc. Les récepteurs de la douleur réagissent à toute lésion de la peau. Aïe !

### PEAU SENSIBLE ?

**Tu auras besoin de :**
un ami, pâte adhésive,
deux allumettes usagées, une règle

1. Colle de la pâte adhésive sur l'extrémité de la règle. Enfonce les deux allumettes bien droites dans la pâte, à un centimètre l'une de l'autre.
2. Dis à ton ami de détourner le regard. Touche le dos de sa main avec l'extrémité des allumettes. Demande-lui s'il sent une ou deux allumettes. Les peaux sensibles peuvent détecter les deux.
3. Essaie cela à différents endroits, par exemple sur le doigt, le poignet, l'avant-bras, le cou et la joue.

**16** **L'un des rôles importants de la peau est la protection.** Elle empêche les parties internes fragiles d'être éraflées, écorchées ou cognées, évite que les liquides organiques ne s'échappent, et repousse saletés et microbes.

# Le système pileux et les ongles

**19** **Notre tête compte environ 120 000 cheveux.** Il faut ajouter sourcils et cils. Les adultes ont aussi des poils sous les aisselles et entre les jambes ; les hommes en ont aussi sur le visage. Le corps de chaque individu, même bébé, est recouvert de minuscules poils, pas moins de 20 millions !

▼ Les cheveux contiennent des pigments (substances colorées), essentiellement de la mélanine (brun foncé) et du carotène (jaune orangé). La quantité et la répartition de leurs minuscules particules donnent des couleurs de cheveux différentes.

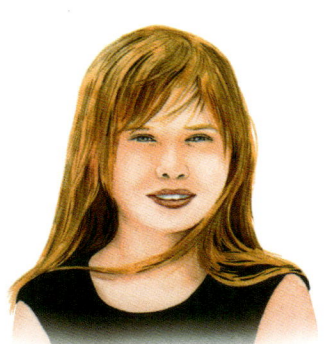

▲ Les cheveux roux et raides sont le résultat de la mélanine rouge d'un follicule rond.

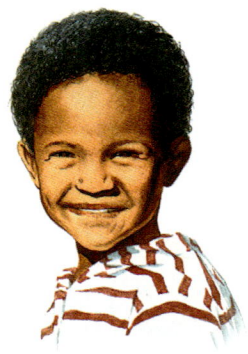

▼ Les cheveux noirs et frisés sont le résultat de la mélanine noire d'un follicule plat.

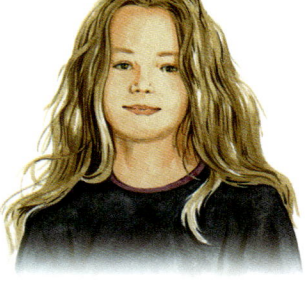

▲ Les cheveux blonds et ondulés sont le résultat du carotène d'un follicule ovale.

▶ Les cheveux noirs et raides sont le résultat de la mélanine noire d'un follicule rond.

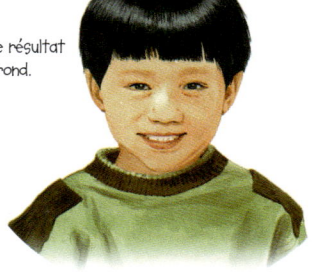

**20** **Chaque cheveu pousse dans un creux profond de la peau, le follicule.** Il n'est vivant qu'à l'endroit où il pousse, à savoir à sa racine, dans le follicule. Le reste du cheveu, appelé tige, est comme la surface de la peau : dur, résistant, mort et constitué de kératine.
Le système pileux aide à protéger le corps, en particulier sur la tête où les poils sont plus épais et plus longs. Il aide aussi à maintenir la température du corps lorsqu'il fait froid.

**21** **Les cheveux poussent en moyenne de 3 millimètres par semaine.** Les sourcils poussent plus lentement. Aucun poil ni cheveu ne vit éternellement ; chacun pousse pendant un temps puis tombe. Le follicule prend alors un peu de « repos » avant qu'un nouveau cheveu ou poil n'apparaisse. C'est un processus continu ; le corps est donc couvert de poils en permanence.

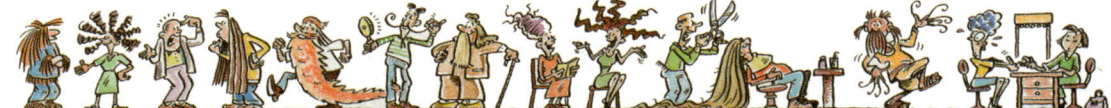

**22** Les ongles, comme les poils et les cheveux, poussent au niveau de leur racine et sont constitués de kératine.

De même, leur croissance est plus rapide en été qu'en hiver, la nuit que le jour. Ils s'allongent en moyenne d'un demi-millimètre par semaine.

▼ La partie de l'ongle qui croît, la racine, est cachée sous la peau. L'ongle avance lentement sur le lit unguéal.

Racine de l'ongle

Cuticule (couche de peau)

Lit unguéal

Os du doigt

**23** Les ongles sont très utiles, par exemple pour décoller une étiquette, pincer les cordes d'une guitare ou se gratter... Ils protègent et renforcent l'extrémité des doigts, où se trouvent les nerfs responsables du toucher.

▶ Les ongles renforcent et rigidifient l'extrémité des doigts, pour appuyer sur les cordes d'une guitare, par exemple ; les plus longs permettent de pincer les cordes.

### INCROYABLE !

Un cheveu pousse pendant 5 ans avant qu'il ne tombe et ne soit remplacé. S'il n'était pas coupé pendant cette période, il mesurerait environ un mètre. Certaines personnes ont des cheveux peu communs qui poussent plus vite et plus longtemps et peuvent atteindre plus de 5 mètres.

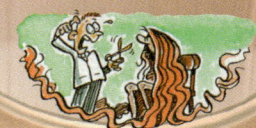

# Le squelette

**24** **Le corps humain est renforcé, soutenu et maintenu par des éléments que nous ne pouvons voir. Par exemple : les os.** Sans eux, le corps serait aussi mou qu'une méduse ! Les os remplissent de nombreuses fonctions : les os longs des bras servent de leviers pour tendre les mains, ceux des doigts saisissent et agrippent, ceux des jambes sont aussi des leviers pour la marche et la course. Les os protègent les parties plus molles du corps. Le crâne en forme de dôme préserve le cerveau. Les côtes situées dans la poitrine ressemblent aux barreaux d'une cage destinée à abriter le cœur et les poumons. Les os fabriquent aussi les cellules du sang.

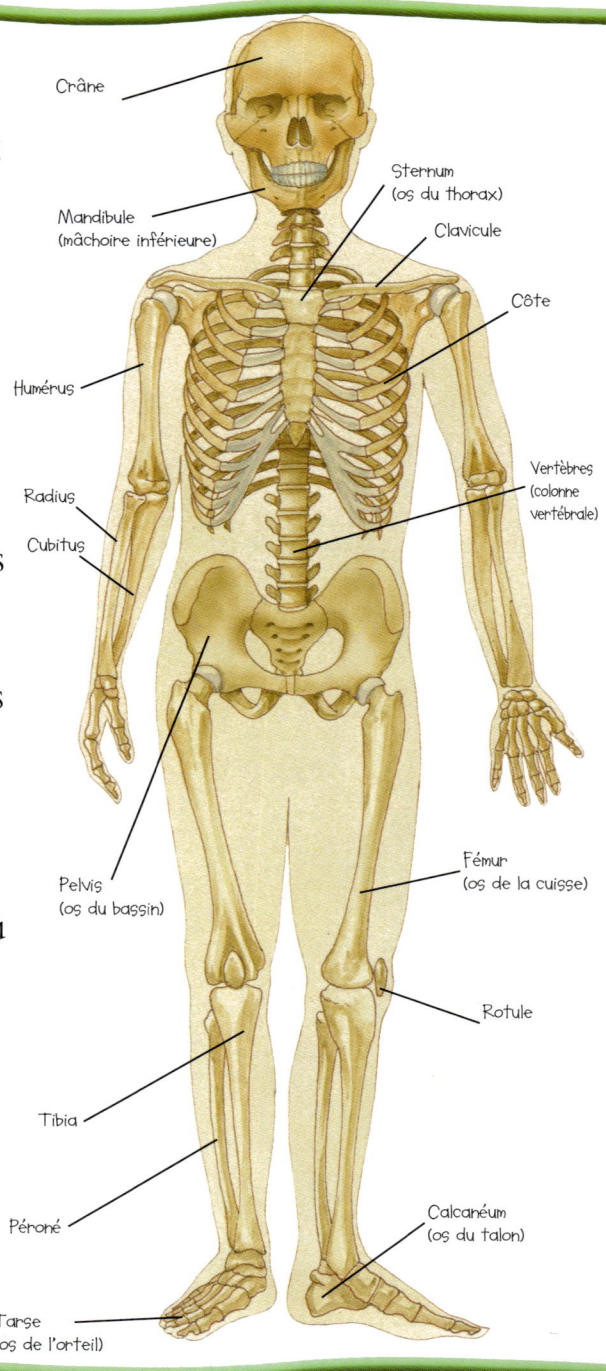

▶ Le squelette forme une structure robuste à l'intérieur du corps. Les seuls matériaux artificiels (fabriqués par l'homme) qui correspondent à l'os en termes de résistance et de légèreté sont ceux utilisés pour construire les voitures de course et les avions à réaction.

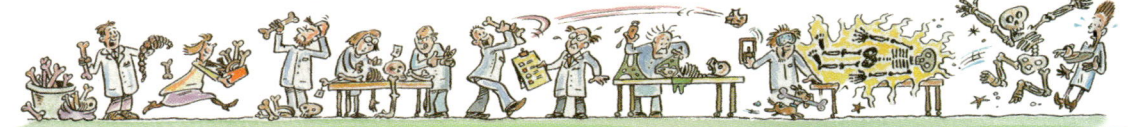

**25** Le squelette se compose généralement de 206 os, répartis comme suit de la tête aux pieds :
- 8 dans la partie supérieure du crâne ou boîte crânienne,
- 14 au niveau du visage,
- 3 os minuscules au fond de chaque oreille,
- 1 dans le cou, qui flotte et qui n'est directement relié à aucun autre,
- 26 dans la colonne vertébrale,
- 25 dans la poitrine, soit 24 côtes plus le sternum,
- 32 dans chaque bras, de l'épaule jusqu'au bout des doigts (8 dans chaque poignet),
- et enfin 31 dans chaque jambe, de la hanche jusqu'au bout des orteils (7 dans chaque cheville).

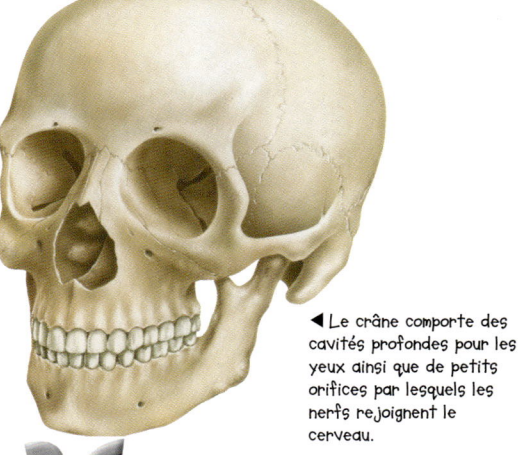

◀ Le crâne comporte des cavités profondes pour les yeux ainsi que de petits orifices par lesquels les nerfs rejoignent le cerveau.

### ATTRIBUE SON NOM À CHAQUE OS !

Beaucoup d'os ont à la fois un nom scientifique et un nom commun. Peux-tu relier le nom scientifique au nom commun correspondant ?

1. Mandibule  2. Fémur  3. Calcanéum
4. Pelvis  5. Tarse  6. Sternum

a. Os de la cuisse  b. Os du thorax
c. Os de l'orteil  d. Os du bassin
e. Os du talon  f. Os de la mâchoire inférieure

Réponses : 1.f 2.a 3.e 4.d 5.c 6.b

**26** L'os contient des filaments d'une substance résistante, légèrement élastique, (appelée collagène), de même que des minéraux durs, tels que calcium et phosphate. Collagène et minéraux rigidifient et renforcent l'os, néanmoins capable de fléchir légèrement sous la contrainte. Les os sont alimentés par leurs vaisseaux sanguins et ressentent pression et douleur grâce à leurs nerfs. Par ailleurs, certains os sont creux ; ils contiennent une substance gélifiée appelée moelle. Celle-ci fabrique les minuscules éléments du sang, à savoir globules rouges et globules blancs.

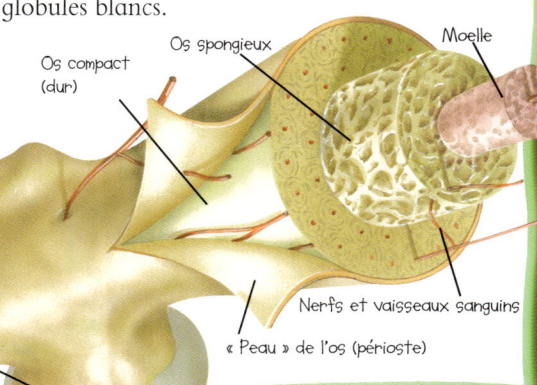

Os compact (dur) — Os spongieux — Moelle — Extrémité ou tête de l'os — Nerfs et vaisseaux sanguins — « Peau » de l'os (périoste)

▶ L'os comprend une couche dure à l'extérieur, une couche spongieuse au milieu et une substance molle (moelle) au centre.

# Le corps articulé

**27** **Sans les articulations, la langue et les sourcils sont quasiment les seules parties de ton corps qui pourraient bouger !** Plus de 150 articulations, situées entre les os, permettent au corps de se fléchir. Les plus grosses se trouvent dans les hanches et les genoux. Les plus petites sont dans les doigts, les orteils et entre les minuscules os de chaque oreille, pour que tu puisses entendre.

**28** **Il existe plusieurs types d'articulations, en fonction de la forme des extrémités des os et de la mobilité des os.** Plie ton genou : ta jambe bouge vers l'avant et vers l'arrière, mais pas latéralement. C'est une articulation à charnière. Plie ta hanche : ta jambe peut aller vers l'avant, vers l'arrière et également d'un côté à l'autre. Cette articulation est de type sphérique.

▶ Dans l'épaule, la tête arrondie de l'os du bras s'adapte dans la cavité de l'omoplate.

Clavicule
Tête de l'os du bras
Omoplate

**29** **Dans l'articulation, à l'endroit où les os se rejoignent, l'extrémité de chaque os est recouverte d'une substance lisse, brillante, glissante, légèrement élastique, appelée cartilage.** Elle est enduite d'un liquide épais, le liquide synovial. Celui-ci a la même fonction que l'huile dans le moteur d'une automobile, à savoir qu'il facilite les mouvements et réduit les frottements et l'usure entre les surfaces cartilagineuses.

## APPPRENDS À CONNAÎTRE TES ARTICULATIONS

Essaie d'utiliser ces différentes articulations, en douceur, et observe l'ampleur des mouvements qu'elles permettent. Peux-tu dire s'il s'agit d'une articulation sphérique ou à charnière ?

1. Articulation de l'extrémité du doigt (phalange la plus petite)
2. Coude
3. Hanche
4. Épaule

Réponses :
1. à charnière 2. à charnière 3. sphérique 4. sphérique

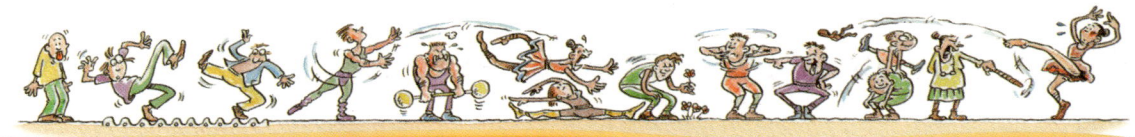

**30** Les os d'une articulation sont reliés par un manchon (la capsule) et par des ligaments robustes et extensibles. Ceux-ci permettent aux os de se mouvoir mais les empêchent de se séparer ou d'aller trop loin. L'épaule, par exemple, compte sept ligaments.

◀ Les articulations des bras sont extrêmement souples mais elles peuvent également agir aussi puissamment que les articulations des jambes pour maintenir le corps.

**31** Certaines articulations, en plus de la couche de cartilage sur l'extrémité des os, sont dotées de coussins cartilagineux, appelés disques articulaires. Il y en a un entre chaque vertèbre de la colonne vertébrale. Deux autres, appelés ménisques, se trouvent dans chaque articulation du genou. Ils aident à « bloquer » le genou déplié de manière à ce que tu puisses te tenir droit sans trop d'effort.

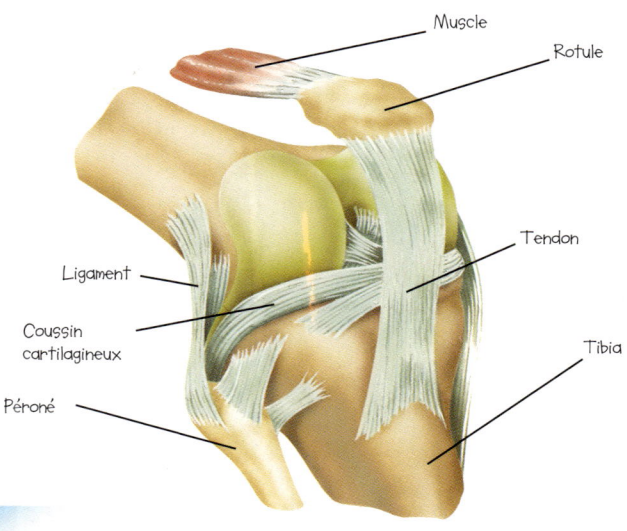

▲ Le genou comporte de nombreux ligaments, des coussins cartilagineux (ménisques) et des tendons puissants qui fixent les muscles.

# Les muscles et leur contraction

**32** **Les muscles, au nombre de 650 environ, constituent quasiment la moitié du poids du corps.** Ils n'ont qu'une seule fonction, néanmoins importante : se raccourcir (se contracter). Un muscle ne peut pas s'allonger.

**33** **Un muscle est relié à un os par son tendon.** En effet, l'extrémité du muscle se rétrécit et est renforcée par d'épaisses fibres robustes de collagène. Les fibres sont fermement fixées à la surface de l'os.

▼ Un tendon est fermement ancré dans l'os sur lequel il exerce une traction, par une jointure plus puissante que de la colle extraforte !

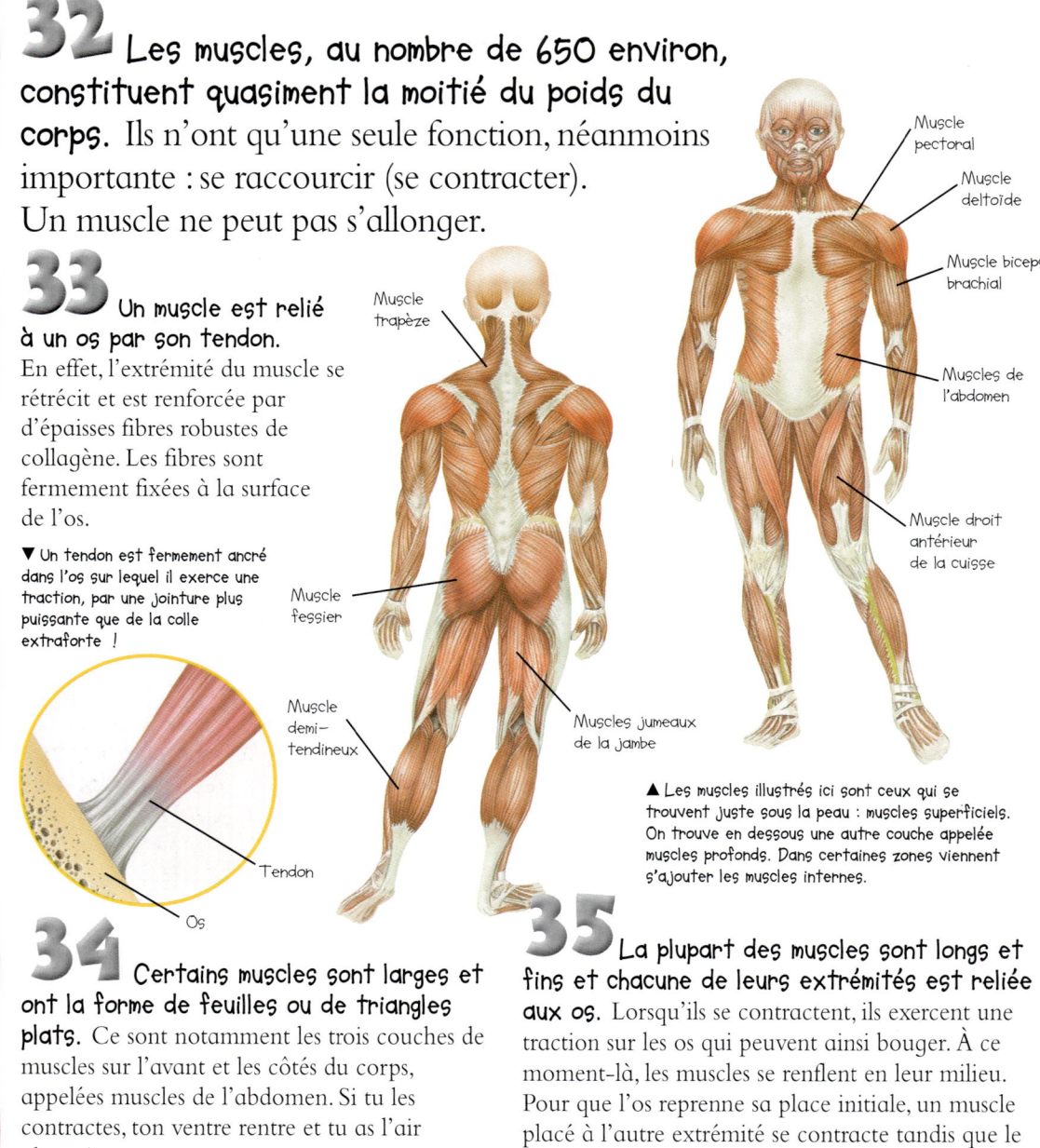

▲ Les muscles illustrés ici sont ceux qui se trouvent juste sous la peau : muscles superficiels. On trouve en dessous une autre couche appelée muscles profonds. Dans certaines zones viennent s'ajouter les muscles internes.

**34** **Certains muscles sont larges et ont la forme de feuilles ou de triangles plats.** Ce sont notamment les trois couches de muscles sur l'avant et les côtés du corps, appelées muscles de l'abdomen. Si tu les contractes, ton ventre rentre et tu as l'air plus mince.

**35** **La plupart des muscles sont longs et fins et chacune de leurs extrémités est reliée aux os.** Lorsqu'ils se contractent, ils exercent une traction sur les os qui peuvent ainsi bouger. À ce moment-là, les muscles se renflent en leur milieu. Pour que l'os reprenne sa place initiale, un muscle placé à l'autre extrémité se contracte tandis que le premier muscle se relâche et reprend sa longueur initiale.

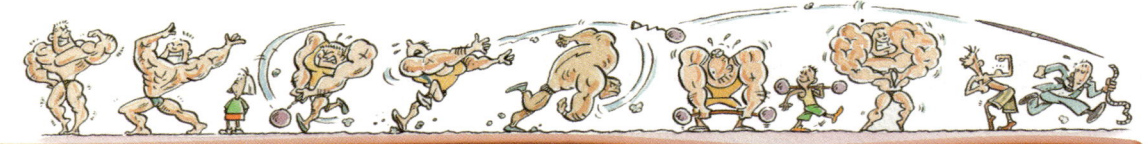

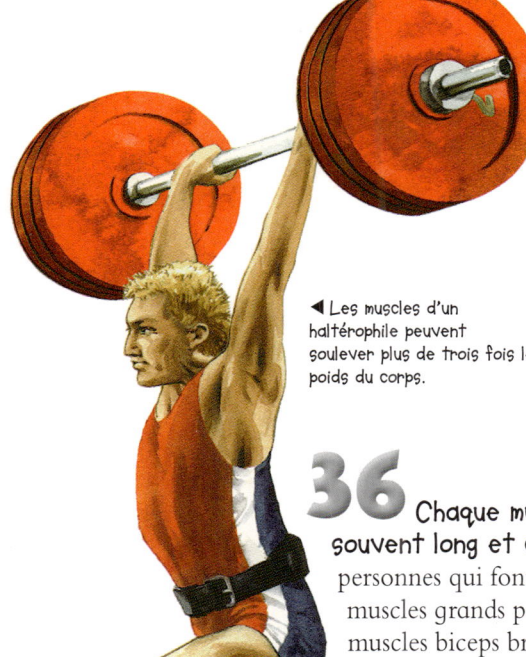

◀ Les muscles d'un haltérophile peuvent soulever plus de trois fois le poids du corps.

### INCROYABLE !

Il est plus simple de sourire que de froncer les sourcils. Environ 40 muscles se trouvent sous la peau du visage. Tu les utilises presque tous pour froncer les sourcils alors que tu ne fais appel qu'à la moitié pour faire un grand sourire.

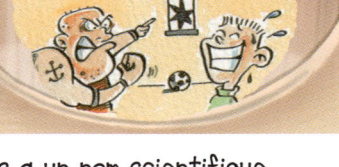

**36** **Chaque muscle du corps a un nom scientifique, souvent long et compliqué.** Certains de ces noms sont familiers aux personnes qui font du sport et de l'exercice. Les « pecs » sont les muscles grands pectoraux qui traversent le thorax, les « biceps » les muscles biceps brachiaux de la partie supérieure du bras, qui gonflent lorsque tu plies ton coude.

**37** **Si tu fais beaucoup d'exercice ou de sport, tu n'acquiers pas de nouveaux muscles mais ceux que tu possèdes s'épaississent et se renforcent.** Ainsi, ils restent en forme et en bonne santé. Les muscles peu utilisés risquent de s'affaiblir et s'amollir.

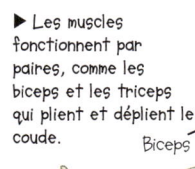

▶ Les muscles fonctionnent par paires, comme les biceps et les triceps qui plient et déplient le coude.

Biceps

Triceps

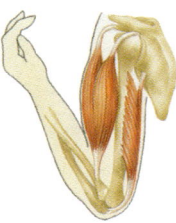

Le biceps se raccourcit et entraîne le coude

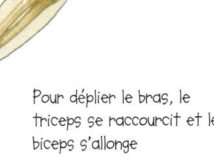

Pour déplier le bras, le triceps se raccourcit et le biceps s'allonge

# La puissance des muscles

**38** **Les muscles sont très différents en taille et en forme mais de composition très similaire.** Ce sont des faisceaux de longs filaments semblables à des cheveux, appelés fibres musculaires ou myofibres. Chaque fibre est légèrement plus fine qu'un cheveu. Un gros muscle en contient plusieurs milliers, de longueurs différentes (entre 3 et 4 centimètres en majorité), placées côte à côte d'une extrémité à l'autre.

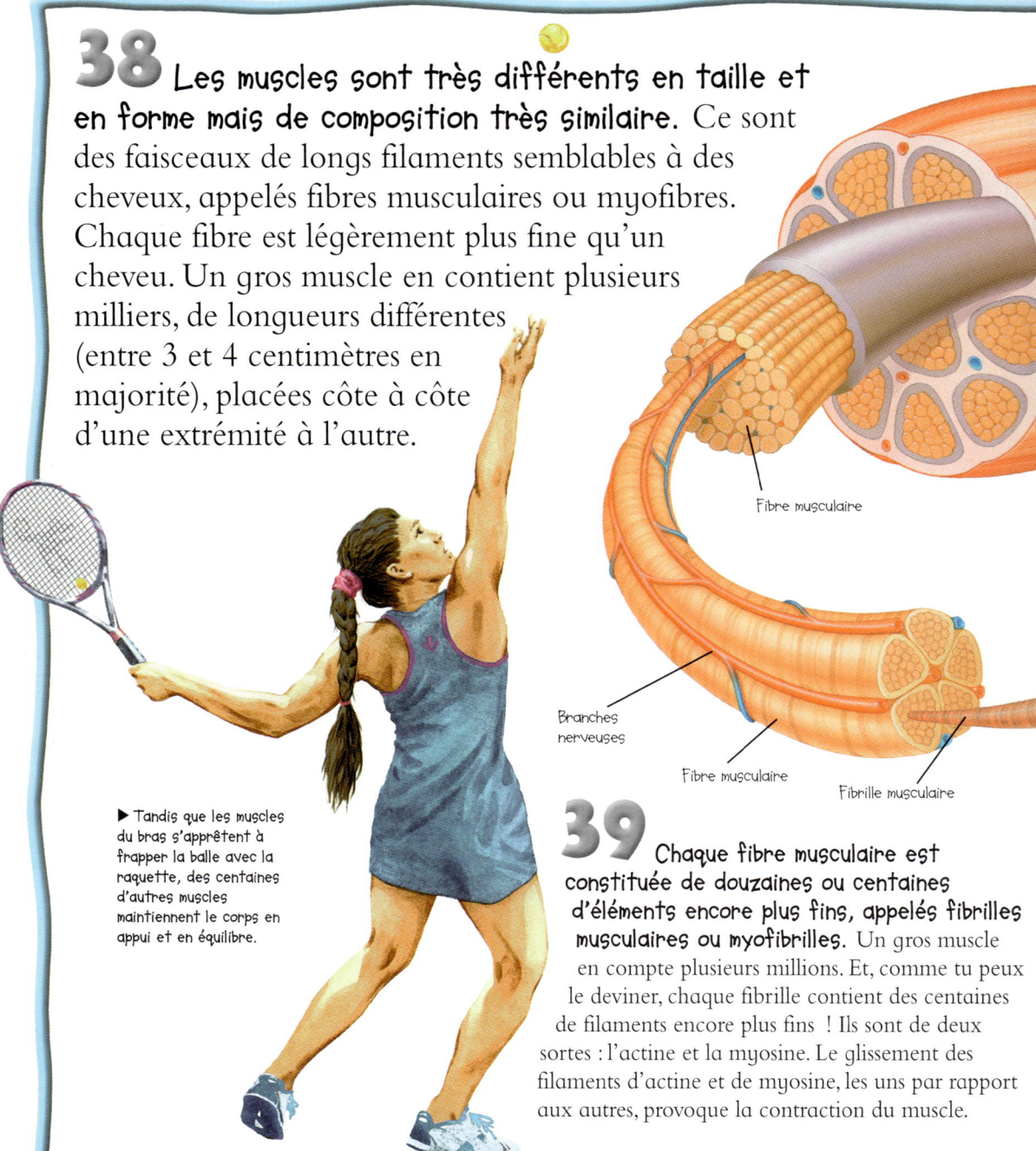

Fibre musculaire

Branches nerveuses

Fibre musculaire

Fibrille musculaire

▶ Tandis que les muscles du bras s'apprêtent à frapper la balle avec la raquette, des centaines d'autres muscles maintiennent le corps en appui et en équilibre.

**39** **Chaque fibre musculaire est constituée de douzaines ou centaines d'éléments encore plus fins, appelés fibrilles musculaires ou myofibrilles.** Un gros muscle en compte plusieurs millions. Et, comme tu peux le deviner, chaque fibrille contient des centaines de filaments encore plus fins ! Ils sont de deux sortes : l'actine et la myosine. Le glissement des filaments d'actine et de myosine, les uns par rapport aux autres, provoque la contraction du muscle.

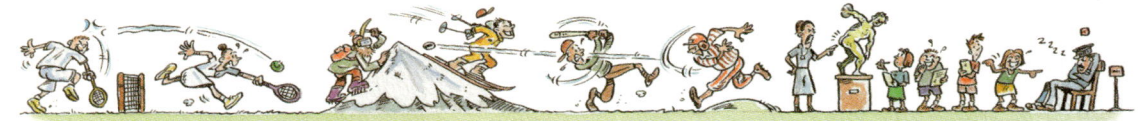

**40** Les muscles sont contrôlés par le cerveau, qui leur envoie des messages le long de nerfs fins comme des fils. Lorsque la contraction d'un muscle dure longtemps, les fibres travaillent à tour de rôle. Certaines se raccourcissent avec force tandis que d'autres se relâchent, puis celles qui étaient contractées se relâchent et inversement, et ainsi de suite.

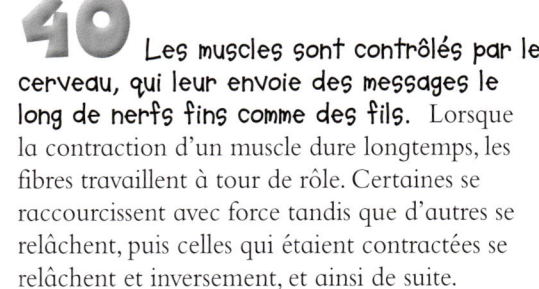
Corps du muscle

Actine
Myosine

◀ L'élément principal d'un muscle est le corps ou ventre regroupant des centaines de fibres musculaires.

▼ Des douzaines de muscles du bras et de la main déplacent précisément le stylo, de quelques millimètres à chaque fois.

## OÙ SE TROUVE CE MUSCLE ?

Peux-tu faire correspondre le nom de ces muscles et la partie du corps où ils se trouvent ?

a. Grand fessier  b. Masséter
c. Couturier  d. Cardiaque
e. Grand pectoral

1. Cœur  2. Poitrine  3. Avant de la cuisse
4. Fesse  5. Bouche

Réponses : a4 b5 c3 d1 e2

**41** Les plus gros muscles du corps sont ceux sur lesquels tu t'assois, les grands fessiers. Le muscle le plus long est le couturier, situé sur le devant de la cuisse. Certaines de ses fibres mesurent plus de 30 centimètres. Le plus puissant par rapport à sa taille est le masséter, dans la partie inférieure de la joue, qui ferme les mâchoires quand tu mâches.

# Un corps qui respire

**42** **Le corps ne peut pas survivre plus d'une minute ou deux sans respirer.** C'est si important que nous le faisons en permanence, sans même y penser. L'air que nous respirons contient l'oxygène nécessaire à l'extraction de l'énergie des aliments et à l'ensemble des processus vitaux essentiels du corps.

▶ Le système respiratoire se compose d'organes qui se trouvent dans la tête, le cou et la poitrine et participent à l'aspiration de l'air pour apporter l'oxygène nécessaire au corps.

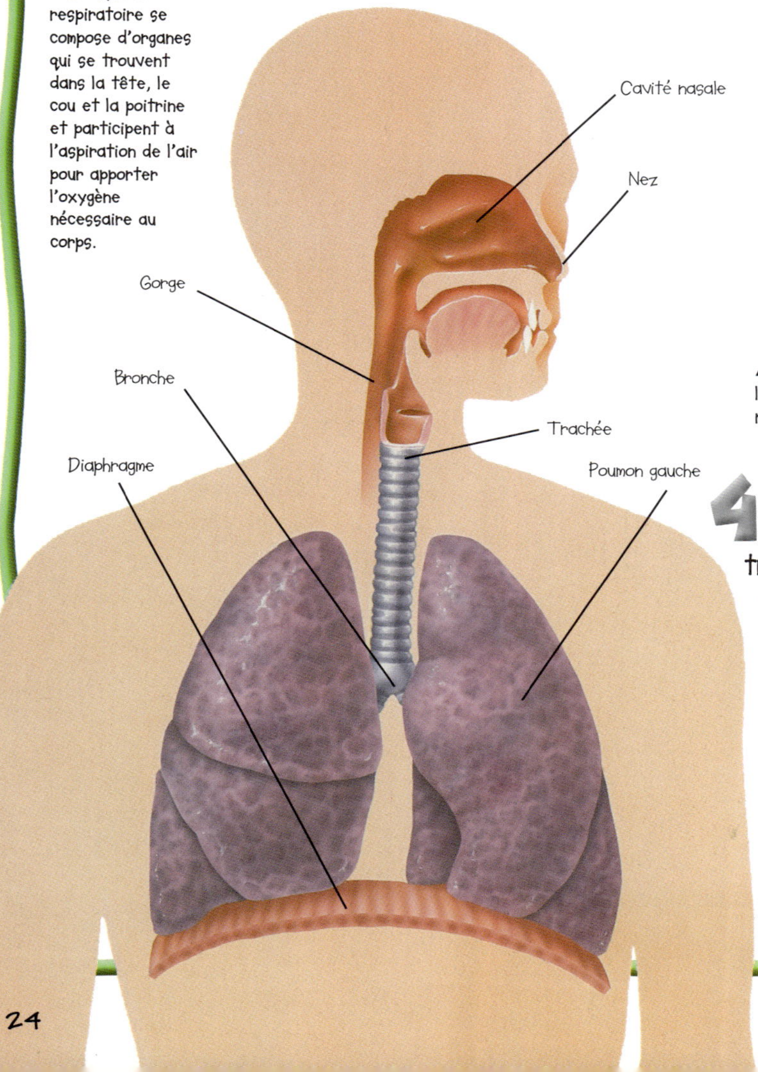

Cavité nasale

Nez

Gorge

Bronche

Trachée

Diaphragme

Poumon gauche

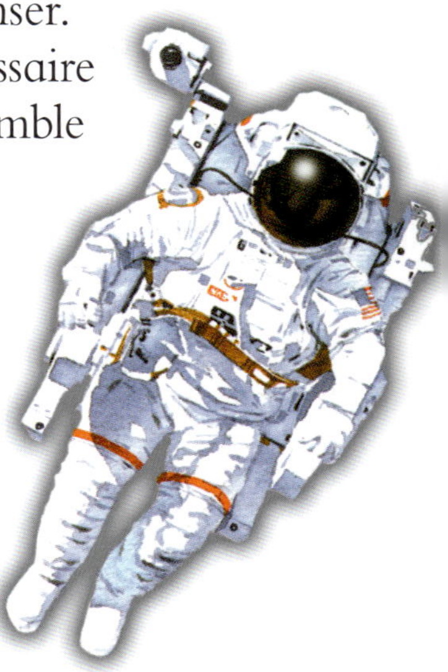

▲ La combinaison spatiale protège l'astronaute et lui fournit de l'air pour respirer dans le vide de l'espace.

**43** **Les parties du corps qui travaillent ensemble pour effectuer une tâche principale s'appellent un système.** Celles qui prennent part à la respiration constituent donc le système respiratoire. Ce sont le nez, la gorge, la trachée, les conduits aériens, appelés bronches, et les poumons.

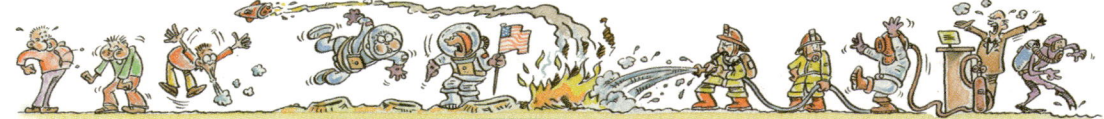

**44** L'air frais entre par le nez en direction des poumons. C'est aussi par le nez que sort l'air vicié en provenance des poumons. La muqueuse souple et humide qui tapisse le nez réchauffe et humidifie l'air, ce qui est mieux pour les poumons. Les minuscules particules de poussière et les microbes en suspension dans l'air sont capturés par cette muqueuse ou par les vibrisses (poils des narines), afin de rendre l'air plus propre.

**45** La trachée est un conduit qui part de l'arrière du nez et de la bouche jusqu'aux poumons. Sa paroi, qui ressemble à un tuyau d'aspirateur, compte une vingtaine de cercles de cartilage qui la maintiennent ouverte. Sans cela, la pression des organes du cou et de la poitrine l'écraserait.

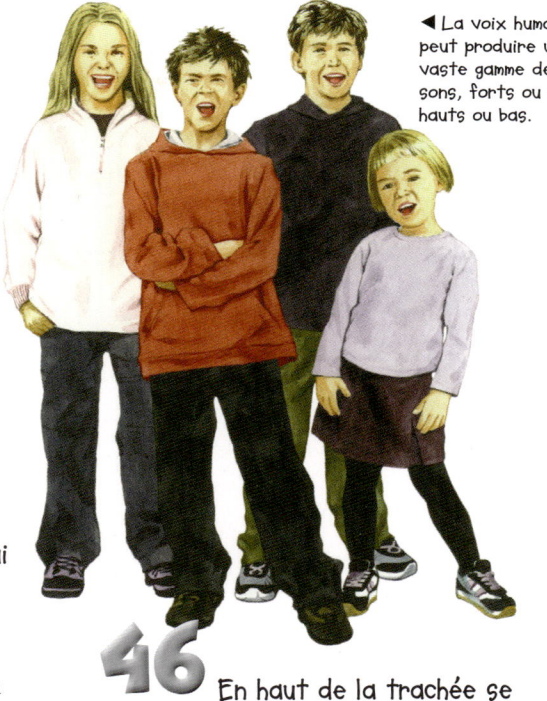

◀ La voix humaine peut produire une vaste gamme de sons, forts ou doux, hauts ou bas.

**46** En haut de la trachée se trouve le larynx, petit renflement à l'avant du cou. Il est doté de deux replis muqueux, appelés les cordes vocales, normalement écartés pour faciliter la respiration. Les muscles du larynx peuvent rapprocher les cordes vocales, elles se touchent alors presque et vibrent au passage de l'air : c'est le son de ta voix.

▼ Les cordes vocales s'écartent pour la respiration (à gauche) et se referment pour la parole (à droite).

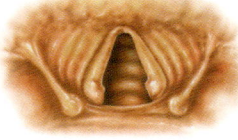 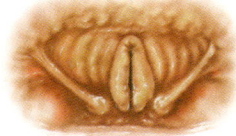

### HUMMMMMM !

**Tu auras besoin de :**

un chronomètre

Penses-tu que la production de sons avec ton larynx nécessite plus d'air que la respiration ? Découvre-le toi-même grâce à l'expérience suivante.

1. Prends une profonde inspiration puis expire à ta vitesse normale, pendant aussi longtemps que tu peux. Chronomètre l'expiration.

2. Prends une nouvelle inspiration, profonde, puis fredonne tout en expirant, à nouveau pendant aussi longtemps que tu peux. Chronomètre la durée du fredonnement.

3. Fais la même expérience en chantonnant les paroles de ton tube préféré puis à nouveau en chantant.

# Tour d'horizon de la respiration

**47** **Les principaux organes du système respiratoire sont les deux poumons, qui se trouvent dans la poitrine.** Chacun a la forme d'un gros cône, l'extrémité pointue étant placée au niveau de l'épaule.

**48** **L'air entre dans les poumons et en sort par la trachée, qui se ramifie à sa base pour former les deux principaux conduits aériens, les bronches.** Chaque bronche pénètre dans le poumon où elle se divise encore et encore, en se rétrécissant à chaque fois. Finalement, les conduits aériens, plus fins que des cheveux, se terminent en des groupes de minuscules « bulles », appelées alvéoles.

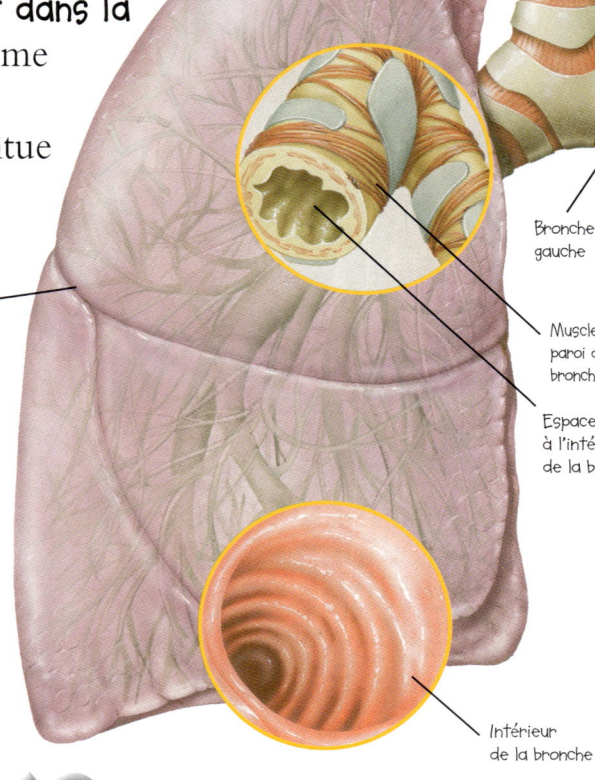

Poumon droit

Bronche gauche

Muscles de la paroi de la bronche

Espace vide à l'intérieur de la bronche

Intérieur de la bronche

**49** **Chaque poumon comprend plus de 100 millions de petites bulles d'air (alvéoles).** L'oxygène de l'air inspiré traverse les parois très fines des alvéoles et passe dans les vaisseaux sanguins, également minuscules. Le sang transporte l'oxygène dans tout le corps. En même temps, un déchet, le dioxyde de carbone, traverse les vaisseaux sanguins jusque dans les alvéoles.

### INCROYABLE !

En moyenne, l'air inspiré et expiré tout au long de la nuit par une personne qui dort remplit une chambre de taille moyenne. C'est sans doute pourquoi certaines personnes aiment dormir avec la porte ou la fenêtre ouverte !

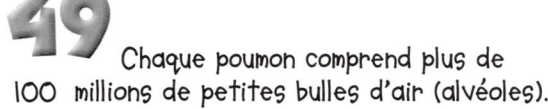

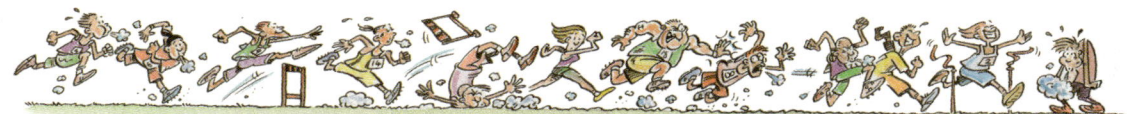

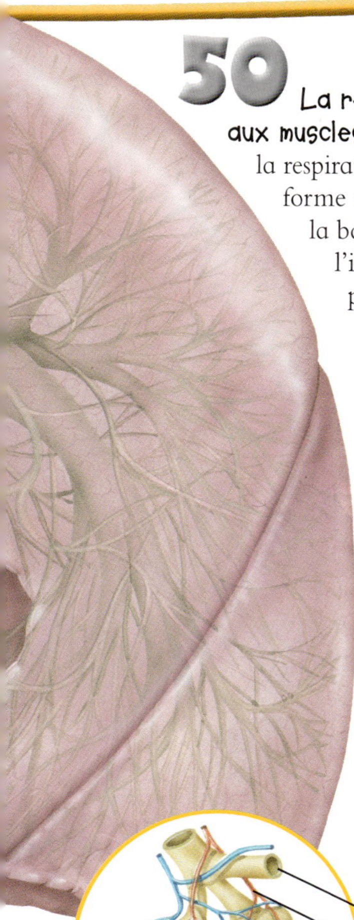

**50** La respiration fait appel aux muscles. Le principal muscle de la respiration est le diaphragme, en forme de dôme, qui se trouve à la base du thorax. Lors de l'inspiration, il s'aplatit, les poumons s'enflent de manière à aspirer l'air dans la trachée. En même temps, les muscles soulèvent les côtes et gonflent encore les poumons. Lors de l'expiration, le diaphragme et les muscles des côtes se relâchent. Les poumons s'affaissent et rejettent l'air vicié.

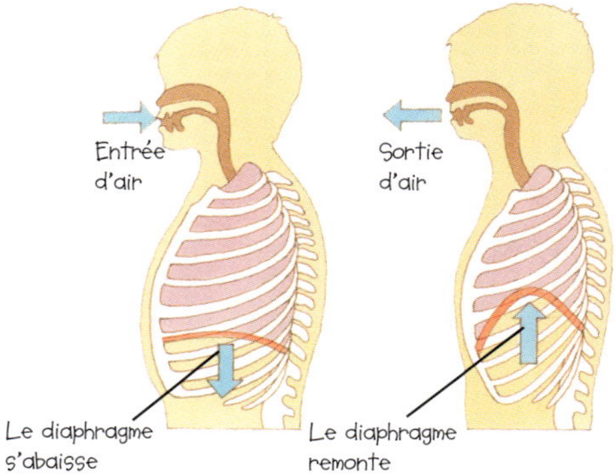

Entrée d'air — Sortie d'air

Le diaphragme s'abaisse — Le diaphragme remonte

▲ À l'intérieur de chaque poumon, les bronches se ramifient en des centaines de conduits aériens plus étroits, appelés bronchioles.

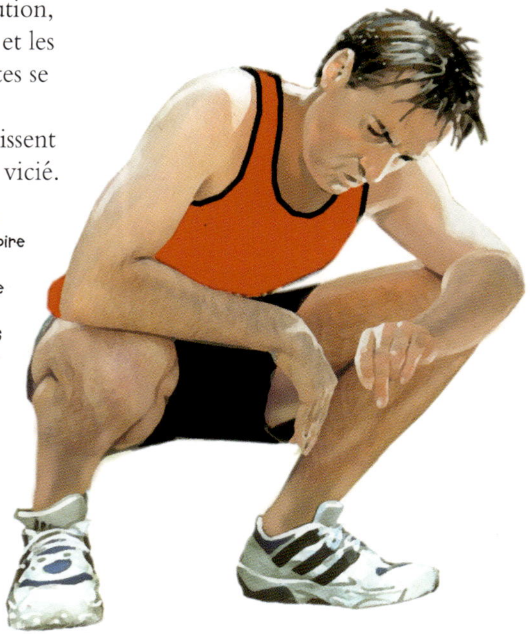

▶ Après une activité intense, le corps respire plus vite et plus profondément, afin de remplacer l'oxygène utilisé par les muscles pour fournir l'énergie nécessaire.

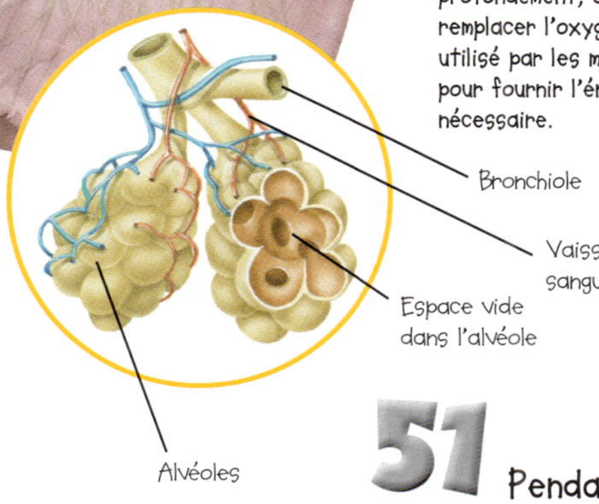

Bronchiole

Vaisseau sanguin

Espace vide dans l'alvéole

Alvéoles

▲ La respiration utilise deux principaux jeux de muscles, le diaphragme et ceux répartis entre les côtes.

**51** Pendant que tu te reposes ou que tu dors, chaque respiration fait circuler environ un demi-litre d'air à l'intérieur de ton corps et vers l'extérieur, 15 à 20 fois par minute. Après une activité intense, par exemple une course, tu as besoin de plus d'oxygène. Tu inspires et expires donc plus profondément et rapidement : au moins 3 litres d'air, 50 fois par minute.

# Le corps qui a faim

**52** Toutes les machines ont besoin de carburant pour fonctionner ; le corps est une machine vivante dont le combustible est la nourriture. Les aliments nous fournissent l'énergie nécessaire aux processus vitaux internes et à la respiration, aux mouvements, à la parole et à toutes nos actions. Ils apportent aussi les matières brutes que l'organisme utilise pour croître, se maintenir en forme et réparer les dégâts quotidiens.

▶ Les aliments tels que pain, pâtes et riz contiennent beaucoup d'amidon, source d'énergie extrêmement utile.

**53** Jamais nous ne mettrions un carburant inapproprié dans le moteur de notre automobile ; nous ne devrions donc pas introduire de mauvais aliments dans notre organisme. Un régime alimentaire sain suppose une grande variété d'aliments, en particulier des fruits et légumes frais, qui contiennent quantité de nutriments essentiels. Trop d'un seul et même aliment n'est pas forcément sain, notamment s'il est très gras. Une alimentation excessive n'est pas non plus bonne pour la santé, car cela comporte des risques de surpoids, augmentent le risque de maladies diverses.

▶ Le poisson, les viandes maigres (le poulet par exemple), les produits laitiers et les œufs contiennent tous quantité de protéines précieuses.

▶ Les fromages ainsi que les aliments gras ou huileux sont nécessaires en quantités modérées. Les huiles végétales sont meilleures pour la santé que les graisses et huiles d'origine animale.

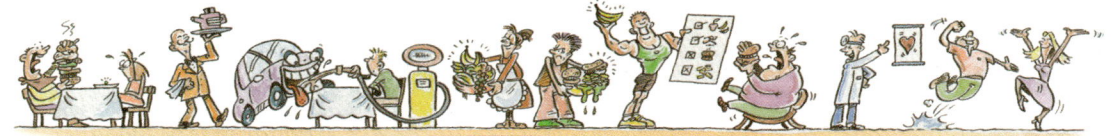

## 54

Il existe six grands types de nutriments dans les aliments, dont l'organisme a besoin en quantités équilibrées.

• Les protéines sont principalement nécessaires à la croissance et à la réparation des tissus ainsi qu'au développement des muscles.

• Les hydrates de carbone, tels que sucres et amidons, sont source d'énergie.

• Certaines graisses sont importantes pour la santé en général et leur apport énergétique.

• Les vitamines aident l'organisme à lutter contre les microbes et les maladies.

• Les minéraux sont indispensables aux os, aux dents et au sang.

• Les fibres sont importantes pour une bonne digestion et pour prévenir certains troubles intestinaux.

▲ Les fruits frais, les bananes par exemple, et les légumes, comme les carottes, contiennent beaucoup de vitamines, minéraux et fibres et sont donc bons pour notre corps sur de nombreux plans.

### MATIÈRE À RÉFLEXION

Lequel de ces repas te semble être le plus sain ?

**Repas A**
Hamburger, saucisse et beaucoup de frites, suivis d'une glace avec de la crème et du chocolat.

**Repas B**
Poulet, tomate et quelques frites, suivis d'une salade de fruits frais composée de pomme, banane, poire et melon.

Réponse : Repas B

# Mordre, mâcher et avaler

**55** **Les parties les plus dures de tout ton corps sont celles qui écrasent les aliments : les dents.** Elles sont recouvertes d'un émail blanc ou légèrement jaune, plus dur que la majorité des roches ! Les dents doivent durer une vie entière, une vie passée à mordre, grignoter, grincer, mâchonner et mâcher.

**56** **Les dents sont regroupées sous quatre grandes formes.** Celles de devant sont les incisives, dont le bord droit et tranchant, comme une pelle ou un ciseau, sert à découper les aliments. Les suivantes sont les canines, plus hautes et plus pointues, servant principalement à déchirer et déchiqueter. Derrière se trouvent les prémolaires et molaires, plus basses, plus plates et munies de petites bosses, pour croquer et broyer.

**57** **Une dent peut sembler presque morte mais elle est en fait extrêmement vivante.** Sous l'émail se trouve la dentine, légèrement plus souple. Le centre de la dent est occupé par la pulpe dentaire. Elle contient des vaisseaux sanguins pour nourrir l'ensemble de la dent, ainsi que des nerfs qui sentent la pression, la chaleur, le froid et la douleur. La partie inférieure de la dent, fermement fixée dans l'os de la mâchoire, est la racine. La partie recouverte d'émail au-dessus de la gencive se nomme la couronne.

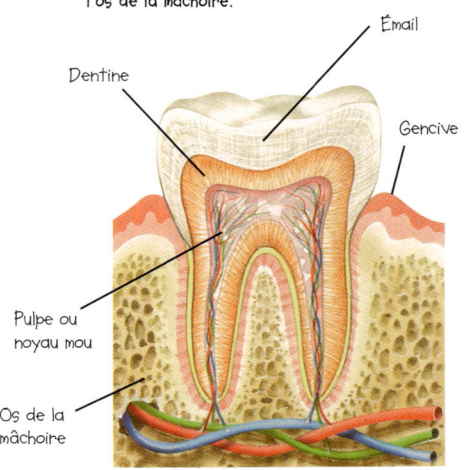

◄ Chez un adulte, chaque côté (droit et gauche) de chaque mâchoire (supérieure et inférieure) est généralement doté de huit dents de formes différentes, de quatre types principaux.

▼ Le centre de la dent est occupé par une pulpe vivante, regorgeant de vaisseaux sanguins et terminaisons nerveuses qui pénètrent dans l'os de la mâchoire.

**58** Les dents sont très robustes et dures mais ont besoin d'être correctement et régulièrement nettoyées. Des microbes appelés bactéries se nourrissent des restes de nourriture qui subsistent dans la bouche. Ils produisent des déchets acides qui attaquent l'émail et la dentine, entraînant la formation de trous, appelés caries. Que préfères-tu : nettoyer tes dents après chaque repas et avant le coucher ou expérimenter la douleur atroce d'une rage de dents ?

▶ Pour nettoyer tes dents, brosse-les dans tous les sens et utilise du fil dentaire. Elles auront l'air plus belles et resteront saines pendant plus longtemps.

▼ La première série de dents dure environ 10 ans, tandis que la deuxième peut durer dix fois plus longtemps.

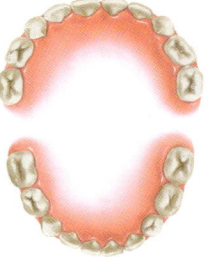

Première série
(dents de lait ou temporaires)

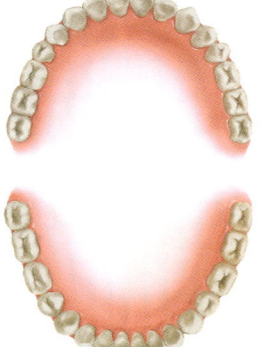

Deuxième série (dents adultes ou permanentes)

**59** Les dents sont conçues pour durer toute une vie. Enfin pas tout à fait puisqu'il en existe deux séries. Dans la première série, on compte vingt petites dents, chez le bébé. Les premières apparaissent généralement à environ 6 mois, les dernières vers 3 ans. À mesure que l'enfant grandit, ces dents tombent, à partir de 7 ans environ. Elles sont remplacées par 32 dents dites adultes, plus grosses.

**60** Une fois mâchés, les aliments sont avalés dans l'œsophage. Celui-ci traverse la poitrine, longe le cœur et les poumons et conduit les aliments vers l'estomac.

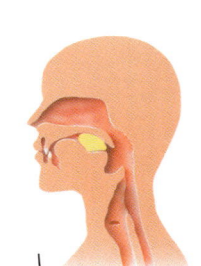

1
La langue pousse les aliments à l'arrière de la gorge

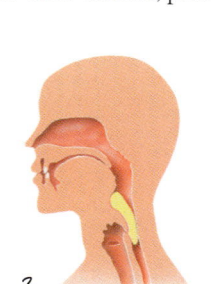

2
Les muscles de la gorge compriment et font descendre les aliments

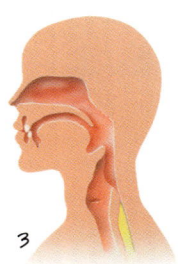

3
L'œsophage pousse les aliments vers l'estomac

# Le long parcours des aliments

**61** Le système digestif ressemble à un tunnel d'environ 9 mètres de long qui traverse l'organisme. Il regroupe les organes qui mordent les aliments, les mâchent, les avalent, les brassent et les décomposent grâce à des sucs et acides naturels. Ils en extraient les valeurs nutritives puis se débarrassent des déchets.

**62** L'estomac est une poche pourvue de parois musculaires puissantes. Il s'étire lorsqu'il se remplit d'aliments solides et liquides et sa muqueuse fabrique des acides et sucs digestifs appelés enzymes, qui attaquent la nourriture. Les muscles des parois se tortillent et se compriment pour malaxer aliments et sucs.

**63** L'estomac digère la nourriture pendant quelques heures et la transforme en une bouillie épaisse qui s'écoule lentement dans l'intestin grêle. Celui-ci ne mesure que 4 centimètres de large mais plus de 5 mètres de long. Il extrait les nutriments et les substances utiles qui traversent sa muqueuse et passent ensuite dans le corps.

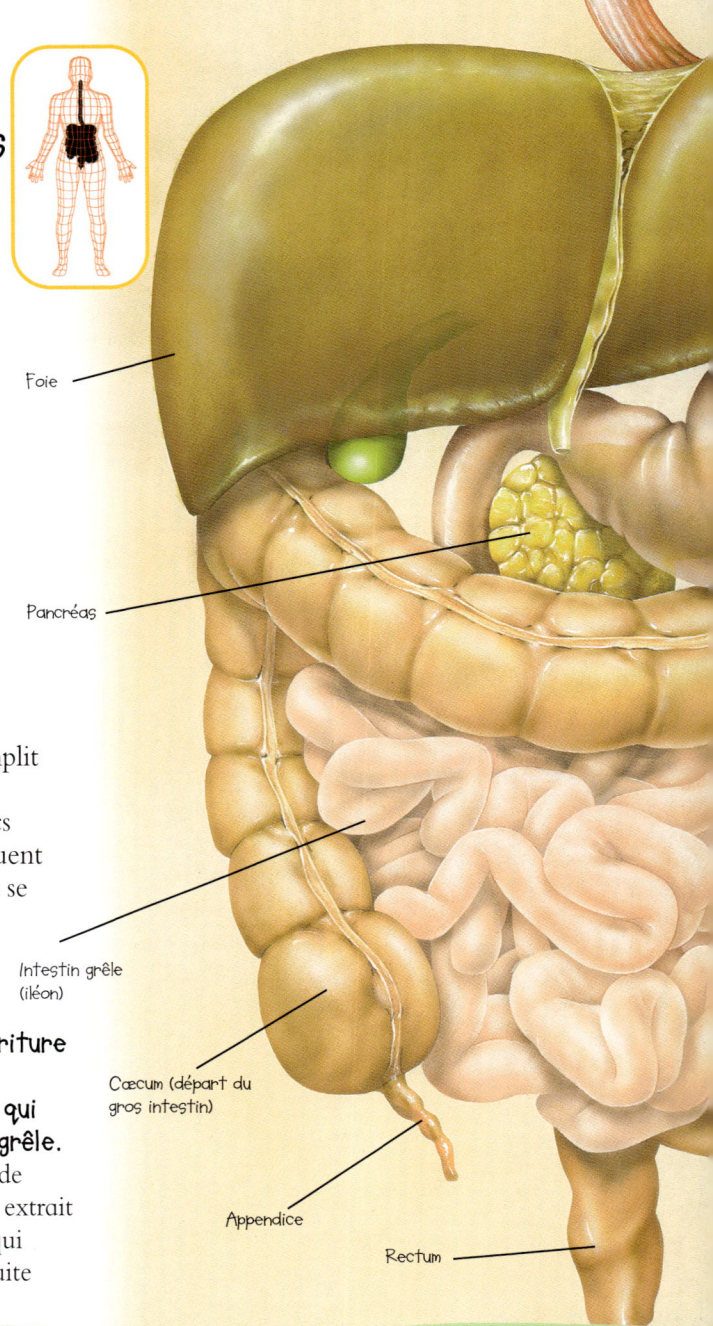

Foie
Pancréas
Intestin grêle (iléon)
Cæcum (départ du gros intestin)
Appendice
Rectum

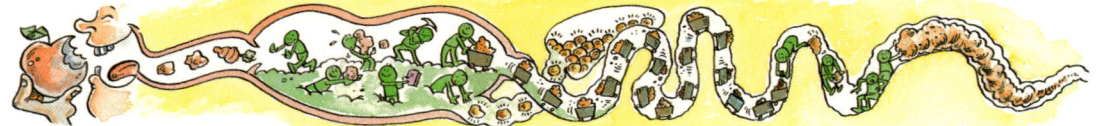

**64** Le gros intestin vient après l'intestin grêle. Il est certes plus large, 6 centimètres environ, mais bien plus court puisqu'il ne mesure que 1,5 mètre. Il recueille les liquides et extrait des aliments quelques nutriments supplémentaires, puis écrase ce qui reste en morceaux de couleur marron, prêts à être rejetés du corps.

- Estomac
- Vaisseaux à l'intérieur de la villosité
- Villosité
- Gros intestin
- Vaisseaux de la muqueuse intestinale

▶ La muqueuse de l'intestin grêle est tapissée de milliers de minuscules saillies ayant la forme d'un doigt, appelées villosités, qui extraient les nutriments des aliments au profit du sang et du système lymphatique.

◀ Les organes digestifs remplissent quasiment la partie inférieure du tronc, appelée abdomen.

**65** Le foie et le pancréas font également partie du système digestif. Le foie trie et transforme les nombreux nutriments issus de la digestion et en stocke certains autres. Le pancréas produit des sucs digestifs puissants qui passent dans l'intestin grêle où ils s'attaquent à la nourriture.

### INCROYABLE !

Qu'est-ce qu'il y a dans les restes ?
Les morceaux de couleur marron, appelés selles ou excréments, ne sont que pour moitié environ des restes alimentaires non digérés. Une partie de l'autre moitié correspond à des particules qui se sont détachées des muqueuses de l'estomac et des intestins. Le reste est constitué de millions de microbes « amicaux » mais morts (bactéries) provenant de l'intestin. Ils aident à la digestion et, en retour, nous mettons à leur disposition un lieu de vie confortable et nourrissant !

# Le sang

**66** **Le cœur bat pour faire circuler le sang dans tout le corps et transmettre l'oxygène et les nutriments vitaux à chaque organe.** Le même sang va et vient ou circule dans le réseau de vaisseaux sanguins. Le cœur, les vaisseaux et le sang portent donc le nom de système circulatoire.

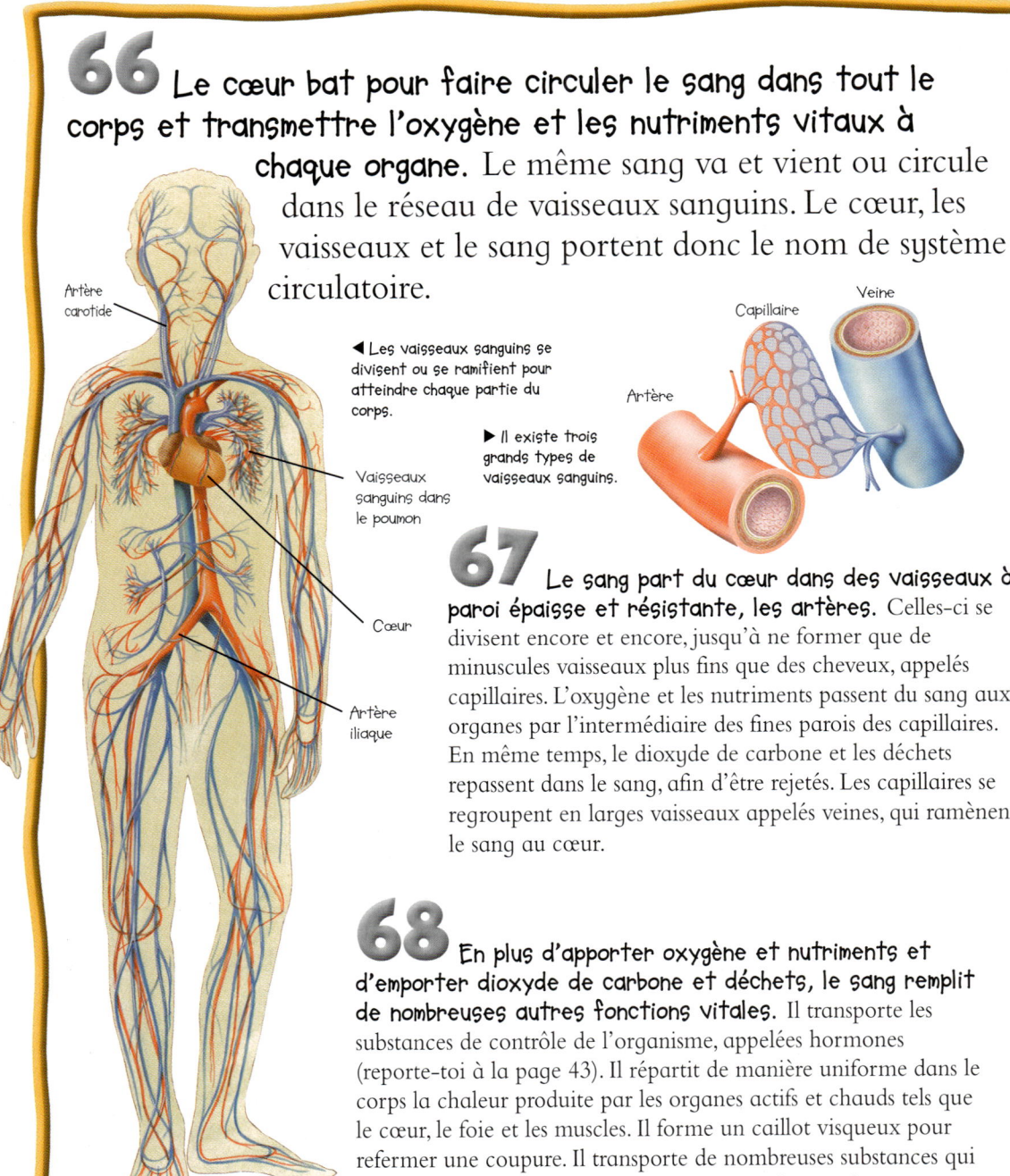

◀ Les vaisseaux sanguins se divisent ou se ramifient pour atteindre chaque partie du corps.

▶ Il existe trois grands types de vaisseaux sanguins.

**67** **Le sang part du cœur dans des vaisseaux à paroi épaisse et résistante, les artères.** Celles-ci se divisent encore et encore, jusqu'à ne former que de minuscules vaisseaux plus fins que des cheveux, appelés capillaires. L'oxygène et les nutriments passent du sang aux organes par l'intermédiaire des fines parois des capillaires. En même temps, le dioxyde de carbone et les déchets repassent dans le sang, afin d'être rejetés. Les capillaires se regroupent en larges vaisseaux appelés veines, qui ramènent le sang au cœur.

**68** **En plus d'apporter oxygène et nutriments et d'emporter dioxyde de carbone et déchets, le sang remplit de nombreuses autres fonctions vitales.** Il transporte les substances de contrôle de l'organisme, appelées hormones (reporte-toi à la page 43). Il répartit de manière uniforme dans le corps la chaleur produite par les organes actifs et chauds tels que le cœur, le foie et les muscles. Il forme un caillot visqueux pour refermer une coupure. Il transporte de nombreuses substances qui luttent contre les microbes et autres minuscules envahisseurs.

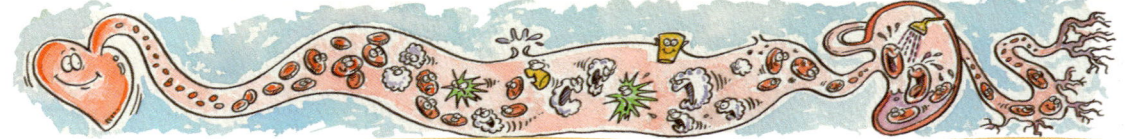

**69** **Le sang est constitué de quatre éléments principaux.** Les plus nombreux sont des milliards de minuscules cellules (globules) rouges en forme de soucoupe, qui représentent quasiment la moitié du volume total de sang et transportent l'oxygène. Viennent ensuite les globules blancs qui nettoient le sang, évitent les maladies et luttent contre les microbes. Puis des milliards de plaquettes minuscules qui aident le sang à coaguler. La quatrième position est occupée par le plasma aqueux dans lequel les autres éléments flottent.

## QUIZ

Peux-tu faire correspondre ces constituants du sang et vaisseaux et leur description ?
a. Artère  b. Veine  c. Globule blanc
d. Globule rouge  e. Plaquette  f. Capillaire

1. Gros vaisseau qui ramène le sang au cœur
2. Petit vaisseau qui permet à l'oxygène et aux nutriments de se diffuser dans l'organisme
3. Gros vaisseau quittant le cœur
4. Constituant du sang transportant l'oxygène
5. Constituant du sang luttant contre les maladies
6. Constituant qui aide le sang à coaguler

Réponses : a3 ; b1 ; c5 ; d4 ; e6 ; f2

▼ La paroi d'un vaisseau sanguin comprend plusieurs couches et le sang lui-même contient différents types de cellules.

Couche musculaire
Couche élastique
Revêtement extérieur résistant
Muqueuse interne
Plasma
Globule rouge
Globule blanc
Plaquette

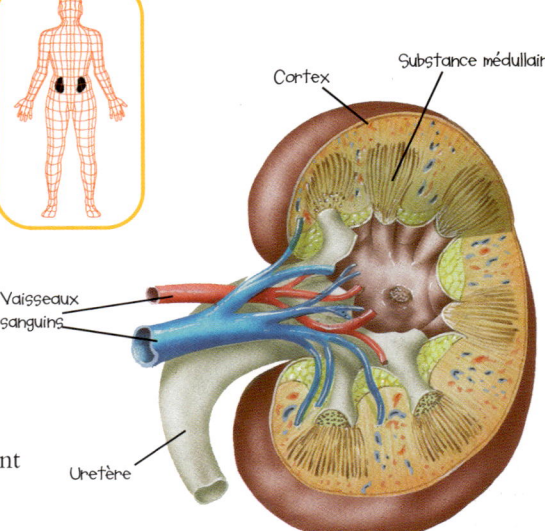

Cortex
Substance médullaire
Vaisseaux sanguins
Uretère

▲ Le cortex (ou enveloppe externe) de chaque rein comporte environ un million de minuscules filtres, appelés néphrons.

**70** **Le sang est nettoyé par deux reins, situés au milieu du dos.** Ils filtrent le sang et fabriquent un liquide, l'urine, qui contient les substances indésirables et les déchets, plus l'excès d'eau. L'urine s'écoule dans un tube, l'uretère, qui part de chaque rein vers une poche extensible, la vessie. Elle y est stockée jusqu'à ce que tu l'élimines, au moment où il te plaira.

# Le corps qui bat

**71** Le cœur est approximativement aussi gros que le poing fermé de son propriétaire. C'est une poche creuse de muscles très puissants, appelés muscle cardiaque ou myocarde. Ce muscle ne se fatigue jamais. Il se contracte au moins une fois toutes les secondes, pendant toute la vie. La contraction (ou pulsation cardiaque) comprime le sang qui se trouve dans le cœur et l'éjecte dans les artères. Lorsque le cœur se relâche, il se remplit du sang provenant des veines.

**72** L'intérieur du cœur comporte non pas une mais bien deux pompes placées côte à côte. La pompe gauche fait circuler le sang dans tout l'organisme, de la tête aux pieds, pour distribuer l'oxygène (circulation systémique). Le sang revient vers la pompe droite et est envoyé vers les poumons pour y recueillir l'oxygène (circulation pulmonaire). Le sang repart vers la pompe gauche et reprend son trajet complet.

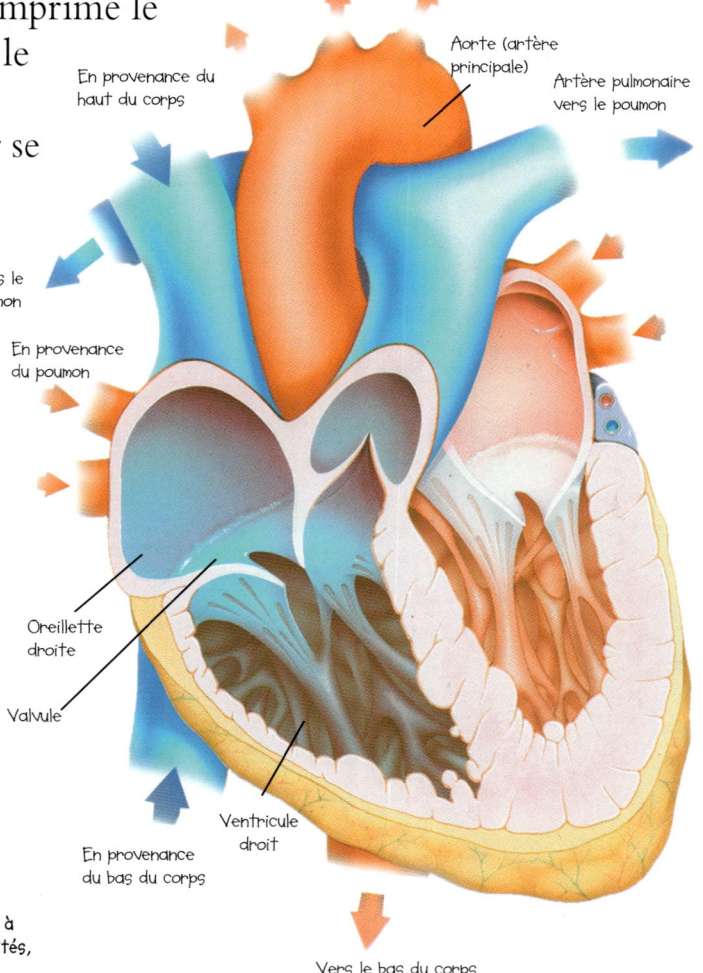

▶ Le cœur est constitué de deux pompes, côte à côte, chacune disposant également de deux cavités, l'oreillette en haut et le ventricule en bas.

**73** Quatre jeux de replis membraneux, les valvules, s'ouvrent pour laisser le sang s'écouler dans la bonne direction. Si le sang prend la mauvaise direction, il pousse les replis l'un contre l'autre et la valvule se ferme. Ainsi, le sang circule dans le bon sens, n'entre pas et ne sort pas du cœur à chaque battement cardiaque.

▶ Le battement du cœur est la constriction régulière du muscle cardiaque pour faire circuler le sang dans l'organisme.

Rouge : sang oxygéné vers le corps
Bleu : sang désoxygéné vers les poumons

1. Les cavités supérieures se remplissent de sang
   - Oreillette droite
   - Oreillette gauche
2. Le sang passe dans les cavités inférieures à travers les valvules
   - Ventricule droit
   - Ventricule gauche
3. Le sang des veines commence à remplir les cavités supérieures relâchées
4. Les cavités inférieures se contractent et éjectent le sang vers les artères

**74** Le cœur est l'organe le plus actif du corps et nécessite quantité d'énergie apportée par le sang. Le sang circule dans de petits vaisseaux, qui se ramifient à la surface du cœur et pénètrent dans ses épaisses parois. Ce sont les vaisseaux coronariens.

**75** Le cœur bat à différentes vitesses, en fonction de ce que le corps est en train de faire. Lorsque les muscles sont actifs, ils ont besoin de plus d'énergie et d'oxygène, apportés par le sang. Le cœur bat donc plus vite, au moins 120 fois par minute. Au repos, il ralentit entre 60 et 80 battements par minute.

### À QUELLE VITESSE TON CŒUR BAT-IL ?

**Tu auras besoin de :**

entonnoir en plastique, papier-calque, tube en plastique (tuyau), ruban adhésif

Tu peux entendre ton cœur et en compter les battements grâce à un dispositif en forme d'entonnoir appelé stéthoscope.

1. Place le papier-calque sur la partie large de l'entonnoir et fixe-le avec du ruban adhésif. Enfonce le tube sur l'autre extrémité (étroite) de l'entonnoir.
2. Place l'extrémité large de l'entonnoir sur ton cœur (sur ta poitrine vers la gauche) et le tube dans ton oreille. Écoute et compte tes battements cardiaques.

# La vue et l'ouïe

**76** **Le corps découvre le monde autour de lui grâce aux sens, dont le principal est la vue.** Les yeux détectent la luminosité, les couleurs et les rayons lumineux, et les transforment en signaux nerveux qu'ils transmettent au cerveau. Plus de la moitié des connaissances, informations et mémoires enregistrées dans le cerveau, nous parvient grâce aux yeux.

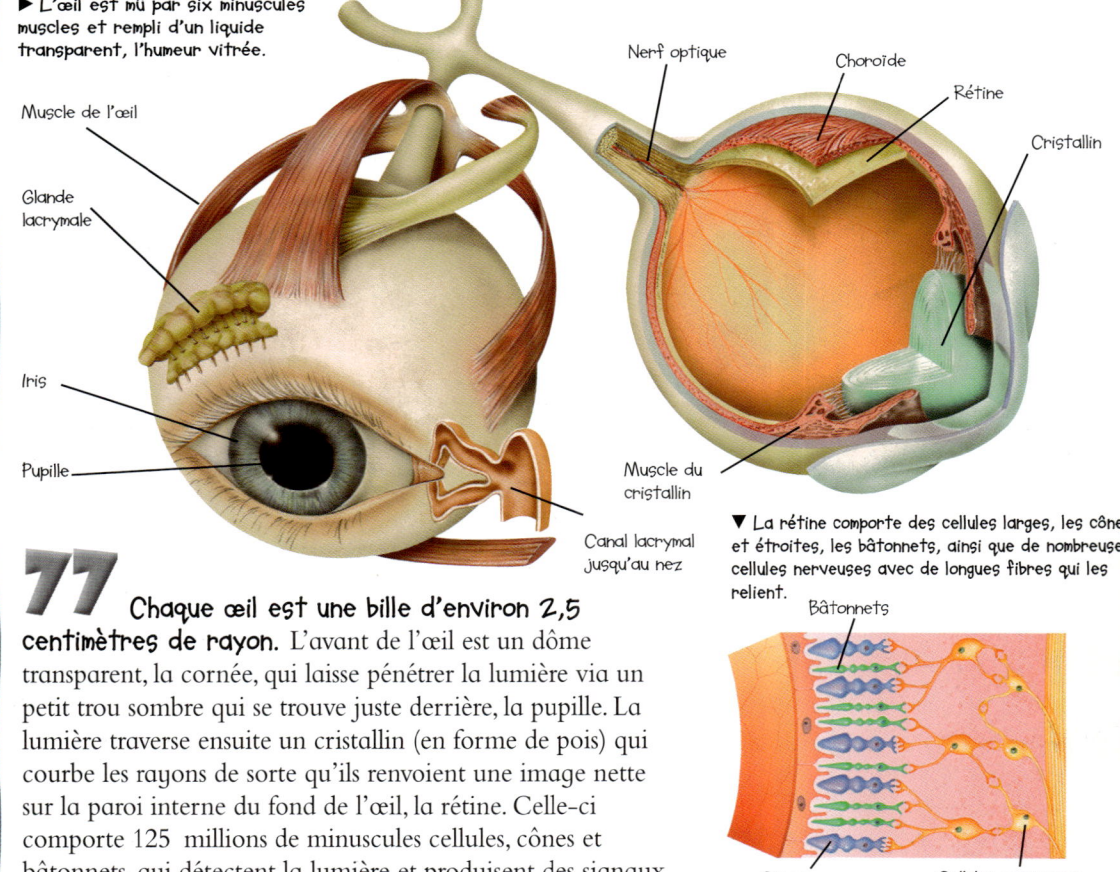

▶ L'œil est mû par six minuscules muscles et rempli d'un liquide transparent, l'humeur vitrée.

▼ La rétine comporte des cellules larges, les cônes et étroites, les bâtonnets, ainsi que de nombreuses cellules nerveuses avec de longues fibres qui les relient.

**77** **Chaque œil est une bille d'environ 2,5 centimètres de rayon.** L'avant de l'œil est un dôme transparent, la cornée, qui laisse pénétrer la lumière via un petit trou sombre qui se trouve juste derrière, la pupille. La lumière traverse ensuite un cristallin (en forme de pois) qui courbe les rayons de sorte qu'ils renvoient une image nette sur la paroi interne du fond de l'œil, la rétine. Celle-ci comporte 125 millions de minuscules cellules, cônes et bâtonnets, qui détectent la lumière et produisent des signaux nerveux à transmettre au cerveau le long du nerf optique.

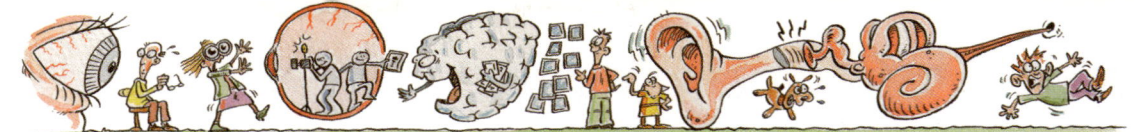

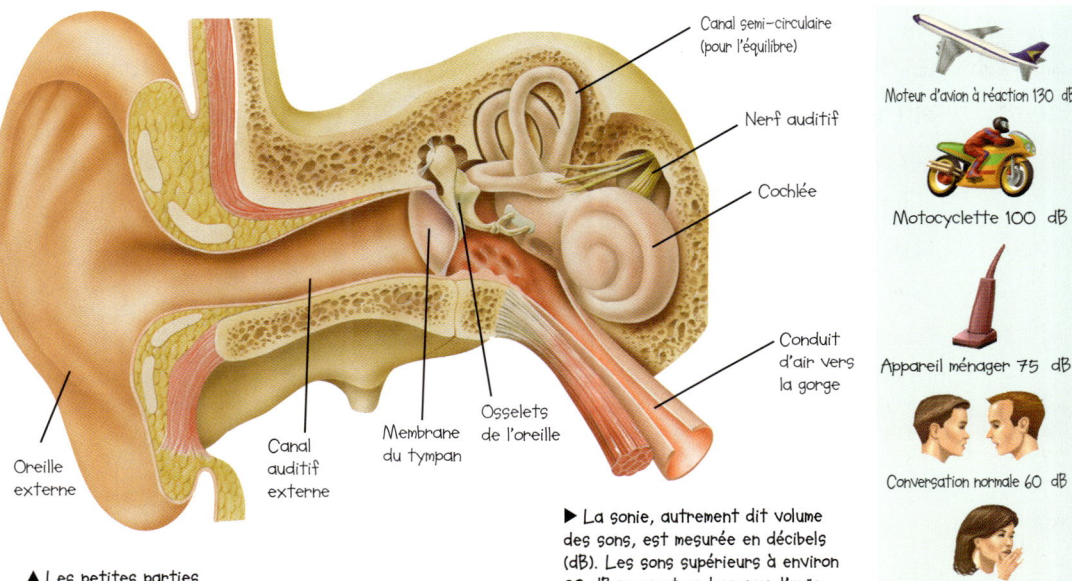

Canal semi-circulaire (pour l'équilibre)

Nerf auditif

Cochlée

Conduit d'air vers la gorge

Oreille externe

Canal auditif externe

Membrane du tympan

Osselets de l'oreille

Moteur d'avion à réaction 130 dB

Motocyclette 100 dB

Appareil ménager 75 dB

Conversation normale 60 dB

Chuchotements 20 dB

▲ Les petites parties fragiles de l'oreille se trouvent dans la tête, bien protégées par les os du crâne.

▶ La sonie, autrement dit volume des sons, est mesurée en décibels (dB). Les sons supérieurs à environ 90 dB peuvent endommager l'ouïe.

**78** **L'oreille est bien plus que le pavillon visible de part et d'autre de la tête.** Celui-ci transporte les ondes sonores le long d'un court tunnel, le canal auditif externe, jusqu'à un morceau de peau tendue, de la taille d'un ongle, le tympan. Frappé par les ondes sonores, le tympan vibre et transmet les vibrations à une rangée de trois minuscules os, les plus petits du corps. Ces osselets vibrent également et transmettent les vibrations à un autre élément, la cochlée, qui a la forme d'un escargot.

**79** **Dans la cochlée, les vibrations traversent un liquide et font vibrer des rangées de minuscules poils auditifs par milliers.** Les cellules épithéliales pourvues de poils produisent des signaux nerveux transmis au cerveau le long du nerf auditif.

## LUMINOSITÉ ET OBSCURITÉ

Regarde tes yeux dans un miroir. Observe la taille de ta pupille. La partie colorée autour de la pupille, l'iris, est un cercle de muscle.

Ferme tes yeux pendant une minute, puis ouvre-les et observe attentivement. La pupille s'est-elle rétrécie très vite ?

Pendant que tes yeux étaient fermés, l'iris a agrandi la pupille pour essayer de faire pénétrer plus de lumière afin que tu puisses voir dans l'obscurité. Lorsque tu as ouvert les yeux, l'iris a réduit la pupille pour éviter que l'excès de lumière ne t'éblouisse.

# L'odorat et le goût

▼ Les organes responsables de l'odorat se trouvent au sommet de la grande cavité du nez.

Cellules olfactives

Revêtement muqueux

Cavité nasale

**80** Tu ne peux pas voir les odeurs, qui sont de minuscules particules en suspension dans l'air, mais ton nez peut les sentir. Ton nez est bien plus sensible que tu ne l'imagines. Il peut détecter plus de 10 000 senteurs, odeurs, parfums, fragrances et puanteurs différents. L'odorat est utile car il nous avertit si la nourriture est périmée ou pourrie, et éventuellement dangereuse à consommer. C'est pourquoi nous sentons un aliment nouveau ou étranger, presque sans y penser, avant de le manger.

▼ La surface des cellules olfactives (de l'odorat) comporte de minuscules poils auxquels les particules odorantes s'accrochent.

**81** Les particules odorantes pénètrent avec l'air inspiré dans le nez, puis dans la cavité nasale. Au plafond de la cavité se trouvent deux plaques de muqueuse, chacune ayant environ la surface d'un ongle et étant dotée de 250 millions de poils microscopiques. Les particules s'accrochent aux poils visqueux et, si elles correspondent aux « terrains d'atterrissage » appelés récepteurs (comme une clé entre dans une serrure), les signaux nerveux sont transmis au cerveau, le long du nerf olfactif.

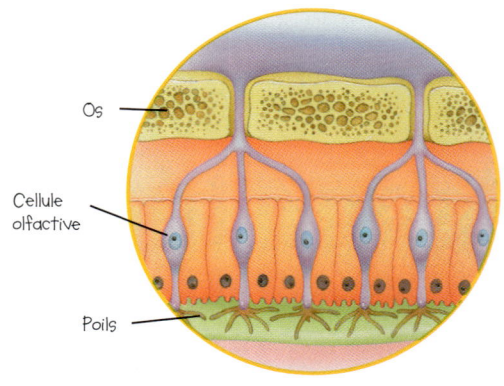

Os

Cellule olfactive

Poils

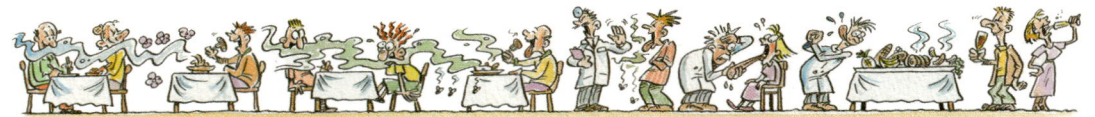

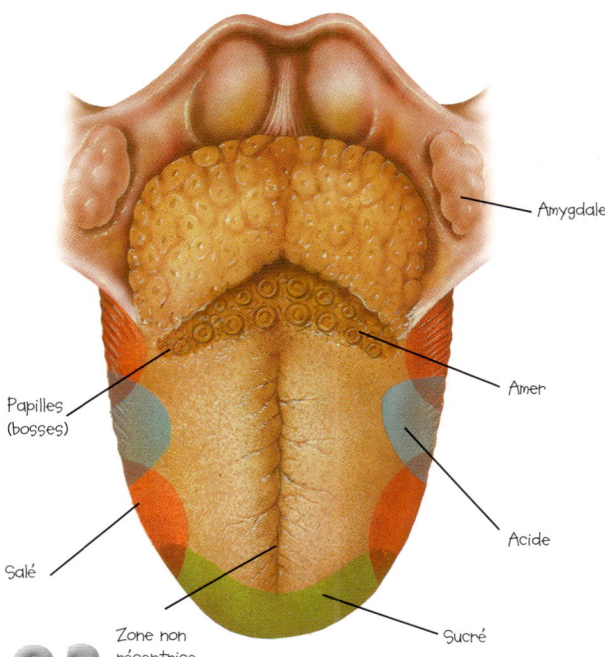

- Amygdale
- Papilles (bosses)
- Amer
- Acide
- Salé
- Sucré
- Zone non réceptrice

**82** Le muscle le plus flexible du corps est également celui recouvert de 10 000 micro-récepteurs du goût : **la langue.** Chaque micro-récepteur est un bourgeon du goût ayant la forme d'un petit oignon. La plupart des bourgeons sont placés sur le bout, les côtés et l'arrière de la langue et regroupés en petites saillies de formes diverses, les papilles gustatives.

◀ Les bourgeons du goût se trouvent essentiellement sur les bords et non sur la partie centrale de la langue.

**83** Le goût fonctionne de manière similaire à l'odorat. Il détecte, lui, les particules de saveur dans les aliments et les boissons. Les particules entrent en contact avec les minuscules poils à la surface des bourgeons du goût. Si les particules correspondent aux récepteurs, les signaux nerveux sont transmis au cerveau le long des nerfs faciaux et autres.

- Bourgeon du goût
- Sillon papillaire
- Muscle de la langue

### ACIDE ET SUCRÉ

La langue ne détecte que quatre saveurs de base : sucré à l'extrémité, salé sur les côtés avant, acide sur les côtés arrière et amer à l'arrière.

Lequel de ces aliments est sucré, salé, acide ou amer ?

1. Café 2. Citron 3. Bacon 4. Crème glacée

Réponses : 1. amer 2. acide 3. salé 4. sucré

◀ Les profonds sillons des papilles (renflements en forme de boutons à l'arrière de la langue) sont pourvus de minuscules bourgeons du goût.

# Le corps nerveux

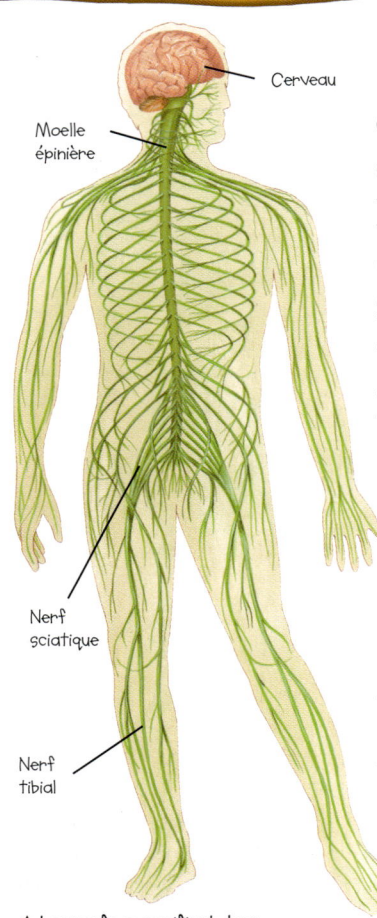

- Cerveau
- Moelle épinière
- Nerf sciatique
- Nerf tibial

▲ Les nerfs se ramifient dans chaque partie du corps à partir du cerveau et de la moelle épinière.

**84** Le corps n'est pas tout à fait un « sac de nerfs » mais il contient néanmoins des milliers de kilomètres de ces pâles filaments brillants. Les nerfs transportent de très faibles impulsions électriques connues sous le nom de signaux ou messages nerveux. Ils forment un vaste réseau de transmission d'informations qui atteint chaque partie du corps, un peu comme Internet.

**85** Chaque nerf est un amas d'éléments plus fins encore, les fibres nerveuses. Celles-ci, comme les fils d'un câble téléphonique, transportent leurs propres signaux nerveux électriques. Leur puissance est généralement de 0,1 volt (soit un quinzième de la puissance de la pile d'une lampe de poche). Les signaux les plus lents parcourent environ un demi-mètre par seconde, les plus rapides plus de 100 mètres par seconde.

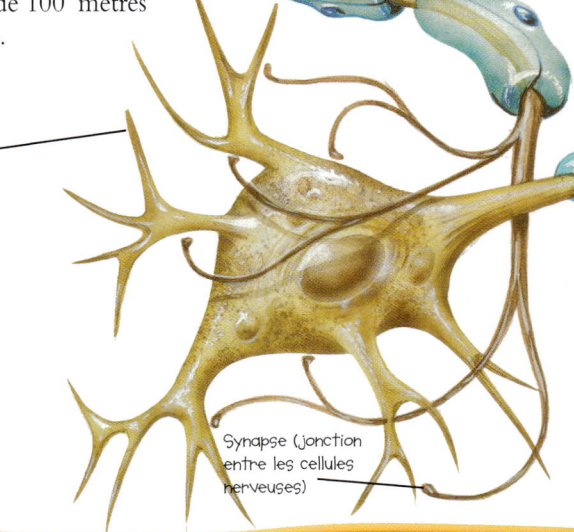

- Axone
- Dendrite
- Synapse (jonction entre les cellules nerveuses)

**86** Tous les signaux nerveux sont similaires mais il en existe deux sortes principales, en fonction de leur destination. Les signaux nerveux sensoriels partent des organes sensoriels (yeux, oreilles, nez, langue et peau) jusqu'au cerveau. Les signaux moteurs partent du cerveau vers les muscles et permettent au corps de se mouvoir.

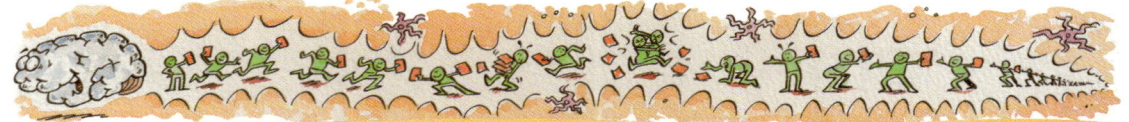

## IL EST TEMPS DE RÉAGIR

**Tu auras besoin de :**
un ami, une règle

1. Demande à ton ami de tenir la règle au-dessus du sol, au niveau de la mesure la plus longue. Place ton pouce et tes doigts au niveau de l'autre extrémité, prêt à la rattraper.

2. Dis à ton ami de lâcher la règle et attrape-la. Note la mesure à laquelle ton pouce se trouve. Prends la place de ton ami.

3. Celui qui rattrape la règle le plus près du zéro est le plus rapide. Pour saisir la règle, les signaux nerveux partent de l'œil jusqu'au cerveau et reviennent aux muscles du bras et de la main.

**87** Les hormones font partie du système de contrôle interne du corps.
Une hormone est un produit chimique fabriqué par une glande. Elle circule dans le sang et affecte d'autres organes, par exemple, pour qu'ils fonctionnent plus vite ou qu'ils libèrent une plus grande quantité de leurs sécrétions.

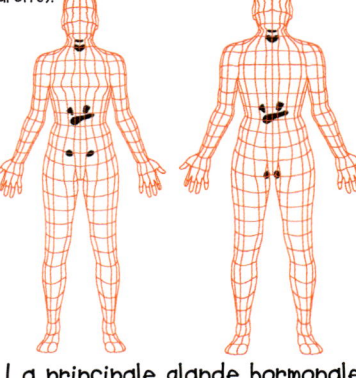

▼ Les hommes et les femmes ont plus ou moins les mêmes glandes sécrétrices d'hormones, sauf concernant les organes reproducteurs, à savoir les ovaires chez la femme (à gauche) et les testicules chez l'homme (à droite).

**88** La principale glande hormonale, l'hypophyse, est également la plus petite.
Située juste sous le cerveau, elle entretient des liens étroits avec le système nerveux. Elle contrôle principalement d'autres glandes hormonales, dont la thyroïde (dans le cou) qui affecte la croissance du corps et la vitesse de fonctionnement de ses processus chimiques. Le pancréas contrôle l'utilisation de l'énergie par le corps, à l'aide de son hormone, l'insuline. Les glandes surrénales sont impliquées dans l'équilibre de l'eau, des minéraux et des sels dans le corps et la façon dont nous réagissons au stress et à la peur.

Corps de la cellule nerveuse

Extrémité de l'axone

Revêtement de l'axone (gaine de myéline)

◄ Le cerveau et les nerfs sont constitués de milliards de cellules spécialisées : les cellules nerveuses ou neurones. Chacune comporte quantité de branches minuscules, les dendrites, pour recueillir les messages nerveux, ainsi qu'une branche plus épaisse et plus longue, axone ou fibre, qui transmet les messages.

# Le corps qui pense

**89** **Ton cerveau est de taille équivalente à tes deux poings placés côte à côte.** Il est le lieu où tu penses, apprends, résous des problèmes, te souviens, te sens heureux ou triste, te questionnes, t'inquiètes, crées des idées, dors et rêves.

▼ Les deux hémisphères (moitiés) plissés, lieu de la pensée, sont les plus grosses parties du cerveau.

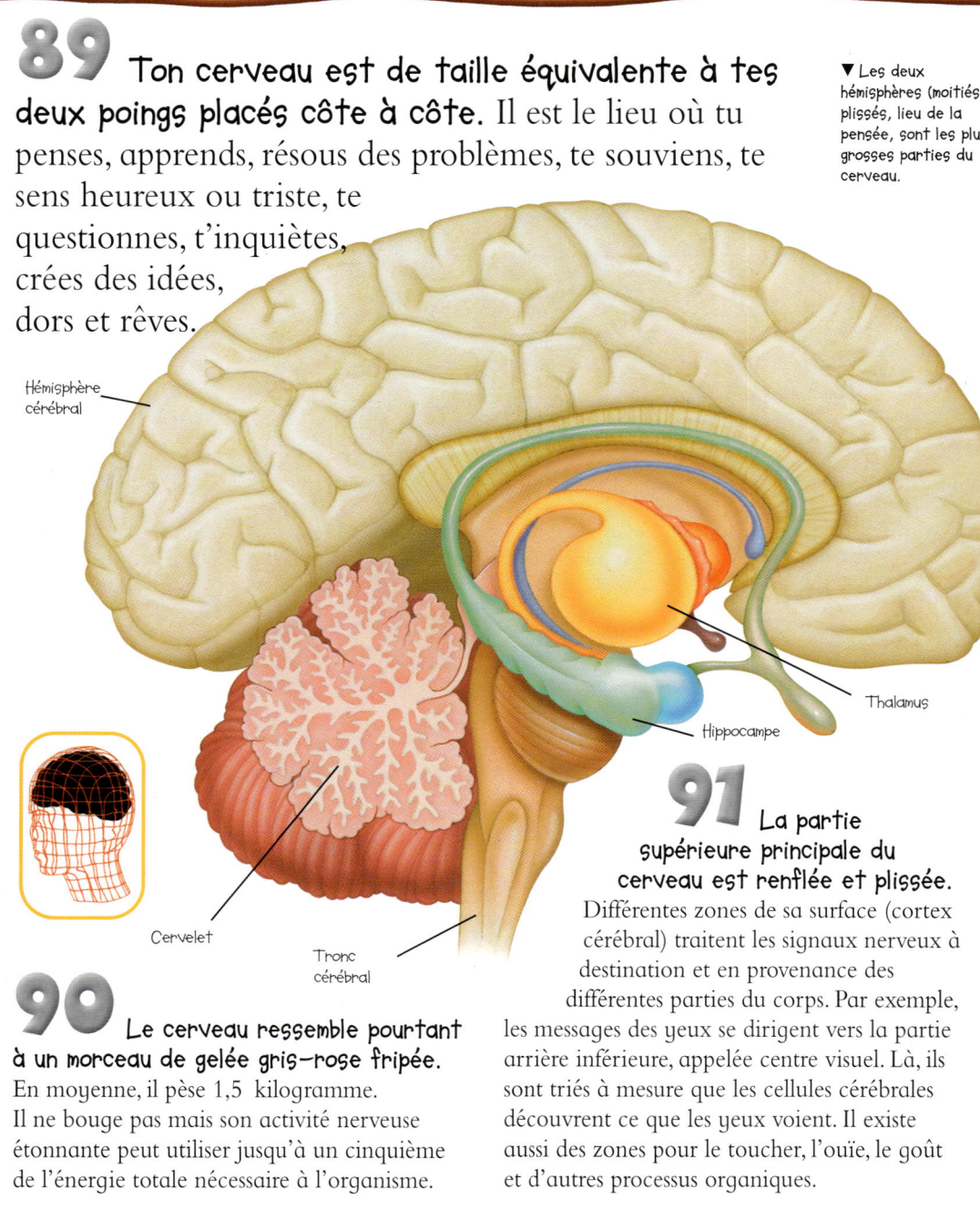

Hémisphère cérébral

Thalamus

Hippocampe

Cervelet

Tronc cérébral

**90** **Le cerveau ressemble pourtant à un morceau de gelée gris-rose fripée.** En moyenne, il pèse 1,5 kilogramme. Il ne bouge pas mais son activité nerveuse étonnante peut utiliser jusqu'à un cinquième de l'énergie totale nécessaire à l'organisme.

**91** **La partie supérieure principale du cerveau est renflée et plissée.** Différentes zones de sa surface (cortex cérébral) traitent les signaux nerveux à destination et en provenance des différentes parties du corps. Par exemple, les messages des yeux se dirigent vers la partie arrière inférieure, appelée centre visuel. Là, ils sont triés à mesure que les cellules cérébrales découvrent ce que les yeux voient. Il existe aussi des zones pour le toucher, l'ouïe, le goût et d'autres processus organiques.

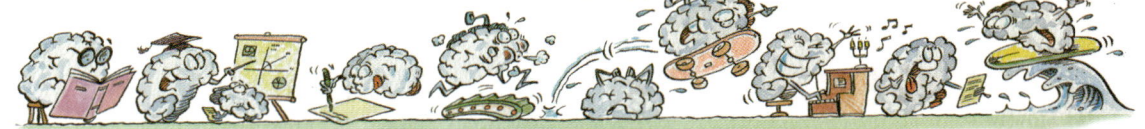

**92** **Le cervelet est la partie ronde plissée, située à l'arrière du cerveau.** Il traite les messages du centre moteur, les triant et coordonnant en détail afin de les transmettre aux centaines de muscles du corps. C'est ainsi que nous apprenons des mouvements adroits et précis, tels que l'écriture, le skate-board ou la pratique d'un instrument (ou les trois), quasiment sans y penser.

**93** **Le tronc cérébral est la partie inférieure du cerveau, où celui-ci rejoint le nerf principal du corps, la moelle épinière.** Le tronc cérébral contrôle tous les processus vitaux, à savoir la respiration, les battements cardiaques, la digestion et l'élimination des déchets.

**94** **Le cerveau a bien des « ondes cérébrales ».** Il reçoit, trie et transmet des millions de signaux nerveux toutes les secondes. Des électrodes spéciales fixées sur la tête peuvent détecter ces très faibles impulsions électriques. Celles-ci sont représentées sur un écran ou une bande de papier sous forme d'ondulations, appelées électroencéphalogramme ou EEG.

▼ Différentes zones du cortex cérébral (couche externe du cerveau) traitent les messages en provenance et à destination de certaines parties du corps.

Zone du toucher — Zone du mouvement — Zone de la pensée — Zone de la parole — Zone de l'ouïe — Zone de la vue

▼ Les « ondes » du cerveau représentées par les enregistrements de l'EEG varient selon que l'individu est alerte et en pleine réflexion, se repose, s'endort ou est profondément endormi.

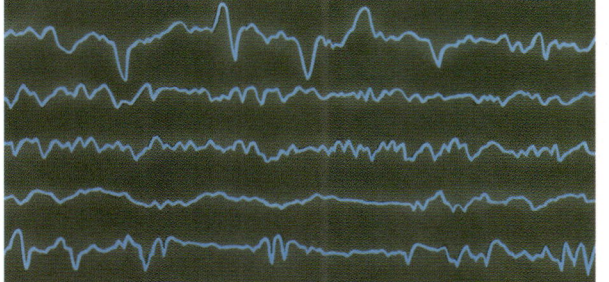

### INCROYABLE !

Le cerveau ne se repose jamais ! Les ondes de l'EEG montrent qu'il est presque aussi actif la nuit que lorsque nous sommes éveillés. Il contrôle toujours les battements du cœur, la respiration et la digestion. Il passe aussi en revue les événements de la journée et enregistre les souvenirs.

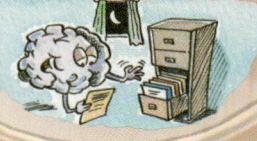

# Le corps en bonne santé

**95** Personne ne souhaite être malade et il est très simple de réduire le risque de tomber malade ou de développer une maladie. Pour commencer, le corps a besoin de quantités appropriées de différents aliments, en particulier des fruits et légumes frais. Sans trop d'excès non plus, sous peine d'obésité.

**96** Un autre moyen de rester en bonne santé est une pratique sportive ou de l'exercice régulier. L'activité permet aux muscles de garder leur puissance, aux os leur force et aux articulations leur élasticité. Si le sport ou l'exercice accélère ta respiration et tes battements cardiaques, il maintient aussi tes poumons et ton cœur en forme.

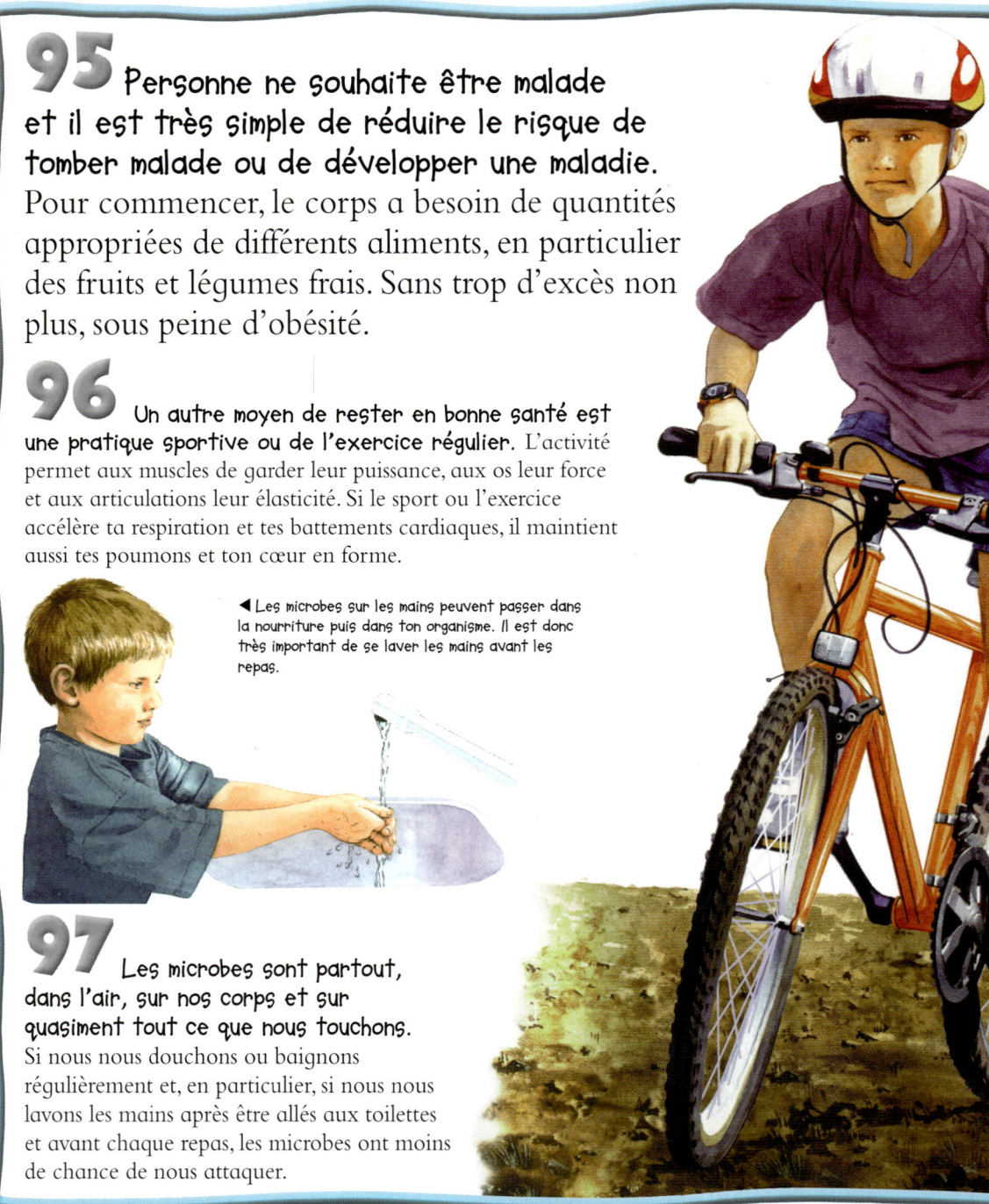

◀ Les microbes sur les mains peuvent passer dans la nourriture puis dans ton organisme. Il est donc très important de se laver les mains avant les repas.

**97** Les microbes sont partout, dans l'air, sur nos corps et sur quasiment tout ce que nous touchons. Si nous nous douchons ou baignons régulièrement et, en particulier, si nous nous lavons les mains après être allés aux toilettes et avant chaque repas, les microbes ont moins de chance de nous attaquer.

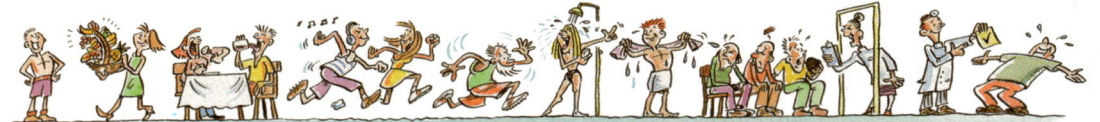

**98** **La santé n'est pas que dans le corps, elle est aussi dans la tête.** Trop d'anxiété ou de stress peut être la cause de nombreuses maladies, telles que maux de tête ou troubles digestifs. C'est pourquoi il est si important de parler de ses problèmes et de les partager avec une personne qui peut nous aider.

◄ L'exercice maintient le corps en forme et en bonne santé. Il faut aussi y prendre du plaisir. Mieux vaut réduire les risques d'accident et s'équiper d'un casque de vélo par exemple.

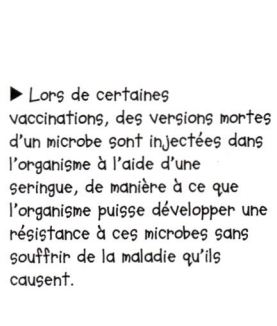

► Lors de certaines vaccinations, des versions mortes d'un microbe sont injectées dans l'organisme à l'aide d'une seringue, de manière à ce que l'organisme puisse développer une résistance à ces microbes sans souffrir de la maladie qu'ils causent.

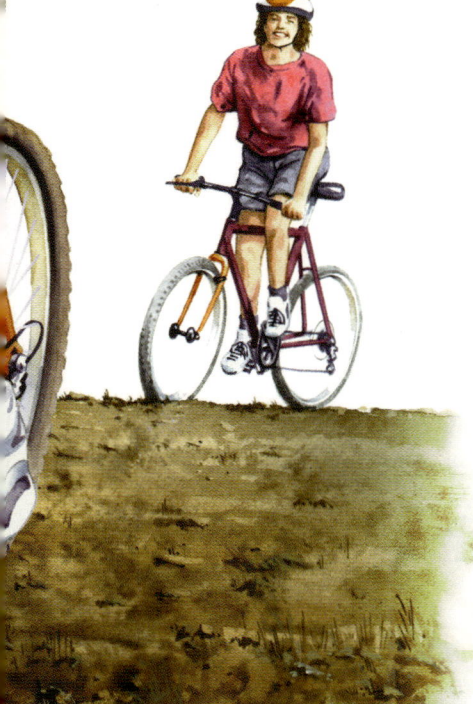

**99** **Les médecins et les infirmiers nous aident à guérir mais aussi à prévenir les maladies.** Des visites régulières chez le dentiste, chez l'opticien ou au centre de santé sont vitales. Les vaccinations aident aussi à se protéger contre les maladies. Mieux vaut parler très tôt d'un problème de santé avant qu'il ne devienne trop grave et difficile à traiter.

**100** **On vit de plus en plus vieux.** De plus en plus de personnes vivent jusqu'à plus de 100 ans et la plupart restent en bonne forme. Comment aimerais-tu fêter ton $100^e$ anniversaire ?

# Index

## A B
apprentissage 10, **11**, 14
artères 34, 36, 37
articulations **18-19**, 46
bébés 8-9, 10-11, 31

## C
capillaires 34
cartilage 18, 19, 25
cellules
    bébé 8
    cerveau 44
    cheveu 39
    nerf 43
    olfactive 40
    peau 12
    rétine 38
    sang 16, 17, 35
cellules olfactives 40
cellules sanguines 16, 17, 35
cerveau 6, 13, **44-45**
    crâne 16, 17
    muscles 23
    sens 38, 40, 41
    système nerveux 42, 43
cheveu 6, 8, 12, **14-15**
cœur 6, 16, 23, 34, **36-37**, 46
colonne vertébrale 16, 17, 19
côtes 16, 17, 27
crâne 16, 17, 39
croissance **10-11**, 14, 15, 29, 31, 43

## D E
dentine 30, 31
dents 29, **30-31**, 30
derme 12, 13
diaphragme 24, 27
digestion 29, 32-33, 45
douleur 12, 13, 17, 30
émail 30, 31
embryon **8**
enzymes 32
épiderme 12
estomac 31, **32**, 33
exercice 21, 46, 47

## F G H
foie 32, 33, 34
goût **41**, 44
hormones 34, **43**

## I J K
intestins **32-33**
kératine 12, 14, 15

## L
langue 31, 41, 42
larynx 25
ligaments 19

## M
mâcher 30, 31, 32
mâchoire 16, 23, 30
minéraux 17, 29, 43
muscles 19, **20-23**, 20, 21, 22, 34, 37
    cœur 36, 37
    exercice 46
    langue 41
    œil 38
    respiration 24, 27
    système digestif 32
    système respiratoire 26, 27
    vaisseaux sanguins 35

## N
nerf optique 38
nerfs **42**-43, 42, 43, 44, 45
    crâne 17
    dents 30
    muscles 22, 23
    os 17
    sens 13, 15, 38, 39, 40, 41
nez 24, 25, **40**, 42
nourriture 24, **28-29**, 30, 31, 32, 40, 45, 46
nutriments 9, 32, 33, 34

## O
odeur **40**, 41
œsophage 31
ongles **15**
oreille 8, **39**, 42
os 6, **16-17**, 18, 29, 46
    articulations 18, 19
    doigt 15
    mâchoire 30
    muscles 20
    nez 40
    oreille 39
os de l'oreille 17, 18
ouïe 10, 18, **39**, 44, 45
oxygène 9, 24, 26, 27, 35-37

## P
pancréas 32, 33, 43
peau 6, **12-13**, 14, 15, 42
pigments, cheveux 14
placenta 8, 9
plaquettes 35
plasma 35
poumons 9, 16, 24, 25, 26, 34, 36, 46
protéines 28, 29

## R
reins 35
respiration 9, **24-27**, 28, 45, 46

## S
sang 29, **34-35**, 36, 43
    cœur 37
sens 13, 15, **38-39**
squelette 8, 16, **17**, 18
sommeil 9, 10, 26, 27, 44, 45
système circulatoire 34
système respiratoire 24, **26-27**

## T
trachée 24, 25, 26, 27
toucher 10, 12, **13**, 15, 44, 45

## U
utérus 8, 9

## V
vaisseaux sanguins 9, 34, 35
    dent 30
    os 17
    poumons 26, 27
    peau 12, 13
veines 34, 36, 37
vieillesse 41

## Y
yeux 8, 10, 17, **38-39**, 42, 44